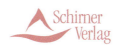

WIBKE-MARTINA SCHULTZ & KARIN OPITZ-KREHER

GESICHTS-ÖLE

Körperliche und emotionale
Belastungen erkennen und mit
ätherischen Ölen ausgleichen

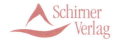

Die Ratschläge in diesem Buch sind sorgfältig erwogen und geprüft. Sie bieten jedoch keinen Ersatz für kompetenten medizinischen Rat, sondern dienen der Begleitung und der Anregung der Selbstheilungskräfte. Alle Angaben in diesem Buch erfolgen daher ohne Gewährleistung oder Garantie seitens der Autorinnen oder des Verlages. Eine Haftung der Autorinnen bzw. des Verlages und seiner Beauftragten für Personen-, Sach- und Vermögensschäden ist ausgeschlossen.

Dieses Buch enthält Verweise zu Webseiten, auf deren Inhalte der Verlag keinen Einfluss hat. Für diese Inhalte wird seitens des Verlages keine Gewähr übernommen. Für die Inhalte der verlinkten Seiten ist stets der jeweilige Anbieter oder Betreiber der Seiten verantwortlich.

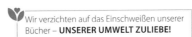

Wir verzichten auf das Einschweißen unserer Bücher – **UNSERER UMWELT ZULIEBE!**

ISBN 978-3-8434-1406-7

Wibke-Martina Schultz & Karin Opitz-Kreher: Gesichts-Öle Körperliche und emotionale Belastungen erkennen und mit ätherischen Ölen ausgleichen © 2019 Schirner Verlag, Darmstadt	Umschlag: Anke Müller, Schirner, & Ewa Ledergerber, www.k-und-d.de, unter Verwendung von #182472887 (© Olga Miltsova), #610393580 (© Angara_sib), #212713636 (© Ensuper), #1032867736 (© lisima) und #188233268 (© chocoma87), www.shutterstock.com Layout: Ewa Ledergerber, www.k-und-d.de Lektorat: Bastian Rittinghaus, Schirner Printed by: Ren Medien GmbH, Germany

www.schirner.com

1. Auflage Januar 2020

Alle Rechte der Verbreitung, auch durch Funk, Fernsehen und sonstige Kommunikationsmittel, fotomechanische oder vertonte Wiedergabe sowie des auszugsweisen Nachdrucks vorbehalten

Inhalt

»Spieglein, Spieglein an der Wand …« 7
Warum »Gesichts-Öle«? 10
Was man im Gesicht lesen kann 24
Ätherische Öle für die Balance von Körper, Geist und Seele 34
Stoffwechselstörungen im Gesicht erkennen 49
Die Regionen des Gesichts und ihre Zeichen 64

- **Augenbrauen** 64
- **Xanthelasmen** 72
- **Oberlider** 78
- **Schlupflider** 80
- **Augen** 84
- **Unterlider** 91
- **Mund** 95
- **Gesichtshaut** 103
- **Nonnenbäckchen** 112
- **Haare** 116
- **Nasenflügel** 120

Ein neuer Blick in den Spiegel 124

Danksagung 126

Anhang 130

- **Über die Autorinnen** 130
- **Literaturhinweise** 132
- **Reflexzonentafeln** 133
- **Bildnachweis** 136

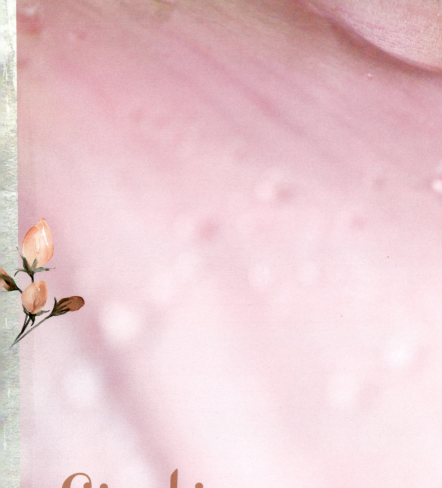

Einstimmung

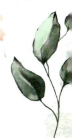

»Spieglein, Spieglein an der Wand ...«

Der Wecker klingelt, Sie recken und strecken sich, stehen auf und gehen ins Badezimmer. Beim Blick in den Spiegel denken Sie sich: »Nanu, wie sehe ich denn heute aus?«
Vielleicht leuchtet Ihnen wieder an derselben Stelle ein Pickel entgegen, sind bestimmte Gesichtszonen besonders gerötet, Ihre Lippen spröde oder die Tränensäcke geschwollen.

So ging es mir, Karin, jedenfalls: Immer wieder fiel mir der Bereich zwischen Kinn und Lippen ins Auge. Er leuchtete regelrecht rot, und ich hatte das Gefühl, dort würde etwas vor sich hinbrüten. Von den Reflexzonen an Füßen und Händen haben die meisten schon einmal gehört, doch wir haben solche Referenzbereiche auch im Gesicht. Ich fand heraus, dass der Bereich, der sich bei mir verändert hatte, mit dem Unterleib zusammenhängt. Also nahm ich all meinen Mut zusammen und ging zur Frauenärztin.

Sie stellte etwas fest, was zuvor noch nicht bemerkt worden war. Vor 14 Jahren hatte ich einen Kaiserschnitt gehabt, und zum Vernähen der Wunde waren »selbstauflösende« Fäden verwendet worden. Bei anderen mögen sich diese Fäden vielleicht auflösen, bei mir taten sie es nicht. Über Monate hinweg war die Wunde immer wieder aufgebrochen, bis es den Faden eines Tages hinausschob. Nun hatte sich unter der Narbe Wasser gebildet, da anscheinend in den tiefen Schichten immer noch etwas vom Faden steckte. Und dieses Geschehen im Unterleib zeigte sich in der Gesichtszone an meinem Kinn. Das war ein Aha-Moment, der mich darin bestärkte, meinen Beobachtungen zu trauen und ihnen nachzugehen.

Ich habe die Narbe dann täglich mit einer Mischung von verschiedenen ätherischen Ölen bearbeitet, und sowohl das Narbengewebe als auch die Stelle am Kinn veränderten sich. Bei der Kontrolle bestätigte mir die Ärztin, dass die Narbe viel geordneter aussieht und ein operativer Eingriff sich erübrigt hat.

Unser Gesicht spricht Bände. Wir können Stress, Freude oder Angst, aber auch körperliche Schwächen in ihm ablesen und mit den nötigen Kenntnissen wieder in die Balance kommen. Wir alle sind mehr oder weniger sensibel für Zeichen im Gesicht, denn wenn wir jemandem begegnen, haben wir sofort einen Eindruck davon, ob er freundlich oder aggressiv, angeschlagen oder vital, erschöpft oder voller Energie ist. Wir können auch aus dem Gesicht auf den Lebenswandel schließen, ob jemand raucht, Alkohol trinkt, viel Fast-Food isst. Und genauso können wir beim täglichen Blick in den Spiegel erkennen, was uns unser Körper zeigen will.

Wir, Wibke-Martina und Karin, möchten Sie mit diesem Buch noch viel aufmerksamer für die Zeichen in Ihrem Gesicht machen, sodass Sie frühzeitig erkennen, ob irgendwo ein Ungleichgewicht besteht und Darm, Leber, Nieren, Herz oder Lunge Unterstützung brauchen. Mit den zahlreichen Hinweisen zur Behandlung mit ätherischen Ölen und auch anderen Maßnahmen können Sie sich schnell wieder in die Balance bringen. Wir wünschen Ihnen, dass Ihr Spiegel auf die Frage »Wer ist die Schönste/der Schönste im ganzen Land?« in Zukunft jeden Morgen antwortet: »Wer am schönsten ist, kann ich dir nicht sagen, doch ich blicke in ein Gesicht, das anmutig, strahlend, anziehend und harmonisch ist, das Vitalität und gleichzeitig Gelassenheit ausstrahlt. Ein Gesicht, das seine weiblichen und männlichen Anteile ausbalanciert hat.«

In manchen Fällen, gerade, wenn Bereiche länger auffällig sind, ist es sinnvoll, sich therapeutischen Rat zu suchen. Die Tipps in diesem Buch dienen der kurzfristigen Linderung und begleitenden Unterstützung.

Nun begeben wir uns gemeinsam auf eine spannende Entdeckungsreise in Ihr Gesicht und zu den Themen, die sich darin verbergen.

Ihre Wibke-Martina Schultz und Karin Opitz-Kreher

Warum »Gesichts-Öle«?

Wie ich, Karin, zu den ätherischen Ölen gekommen bin

Ich hatte, wie viele andere auch, ätherische Öle immer gern in einer Duftlampe genutzt. Im Jahr 2013 wurden mir dann ätherische Öle von einem bestimmten Hersteller gezeigt, der sie in einer besonders hohen Qualität erzeugt, sodass alle Wirkbestandteile der Pflanzen im Öl enthalten sind. Zunächst dachte ich: »Ist doch alles nur Marketing, da wird auch nur alter Wein in neuen Schläuchen verkauft.« Ich roch eher aus Höflichkeit an dem Fläschchen. Was ich dann erlebte, überraschte mich völlig: Das ätherische Zitronenöl ließ vor meinem geistigen Auge frisch geriebene Zitronenschale und italienische Landschaften auftauchen. Ich hatte ein anderes Zitronenöl zu Hause und verglich die Düfte. Mein altes Zitronenöl kam mir jetzt blass und fad vor. Auch das Pfefferminzöl dieses Herstellers hat richtig durchgeputzt, ich konnte viel freier und tiefer durchatmen. Im Nacken, wo ich mir einen Tropfen davon aufgetragen hatte, spürte ich noch zwei Stunden später die Frische. Über die Jahre haben die ätherischen Öle in dieser besonderen Qualität immer mehr Einzug in meinen Alltag gehalten und fanden ihren Einsatz in allen Lebensbereichen: bei meinem Mann und mir, bei unseren Kindern, bei unseren Tieren und auch bei unseren Pflanzen. Nachdem ich viele positive Erfahrungen gesammelt hatte, bot sich mir die Chance, mein erstes Büchlein über die ätherischen Öle zu schreiben. So vielfältig die Einsatzmöglichkeiten sind, so unterschiedlich sind auch die Themen, zu denen ich, zum Teil mit Co- oder Gastautoren, Bücher über ätherische Öle geschrieben habe.

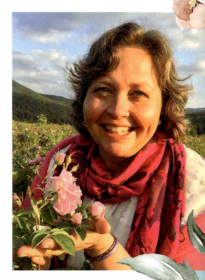

Diese ätherischen Öle, die so viel in meinem Leben und auch in dem von vielen anderen Anwendern bewegt haben, sind einfach anders. Das möchte ich kurz erklären. Der wesentliche Unterschied ist, dass diese Essenzen alle Wirkbestandteile der Pflanze enthalten. Das ist nicht die Norm, weil es einen großen Aufwand bei Anbau und Pflege, Ernte und Destillation bedeutet. Es braucht mehr Zeit und Energie, und das drückt sich natürlich auch in einem höheren Preis aus. In Zeiten, in denen Geiz als »geil« gilt, müssen wir wieder lernen, was Qualität ausmacht. Ätherische Öle werden schon seit ca. 6000 Jahren angewendet. Sie waren immer kostbar. In alten Zeiten hatten nur die höhergestellten Personenkreise Zugang zu den Essenzen. Durch die technischen Möglichkeiten können die Öle heute bedingt auch künstlich nachgeahmt werden. Doch wenn der Mensch versucht, sich über die Natur hinwegzusetzen und sie nachzubauen, scheitert er – denn es sind genau diese synthetischen Öle, die beim Anwender Kopfschmerzen oder Übelkeit verursachen. Viele wollen dann nichts von ätherischen Ölen wissen, weil sie schlechte Erfahrungen damit gemacht haben. Das ist schade, denn echte ätherische Öle sind etwas ganz anderes.

Ich kann bislang auf 14 Besuche von europäischen und internationalen Farmen zurückblicken, wo Pflanzen für die Ölgewinnung angebaut werden. Dabei habe ich einen Einblick darin gewonnen, wie lange manche Pflanzen wachsen müssen, bis sie geerntet werden können, wie mühsam der Anbau sein kann und wie viel Rohmaterial es von den verschiedenen Pflanzen braucht. Das ist ganz unterschiedlich. Zitrusöle sind beispielsweise recht einfach in der Gewinnung, weil der Schalenabrieb ausgepresst wird. Für die Gewinnung von Rosenöl braucht es pro Liter ca. 3500 kg Rosenblüten. Im Mai 2019 habe ich die Rosenernte in Bulgarien und auch die Destillation erlebt. Rosenöl muss zweimal destilliert werden, im ersten Durchgang entsteht Rosenwasser, im zweiten dann das wertvolle Öl. Nach der Destillation werden die ätherischen Öle im Labor untersucht, und nur, wenn keine Schadstoffe oder Pilzbelastungen gefunden werden, dafür jedoch die gewünschten Wirkbestandteile, kommt das Produkt in den Verkauf.[1]

Die ätherischen Öle, die Wibke-Martina und ich verwenden, sind entweder kaltgepresste Öle aus der Schale, z. B. die Zitrusöle, oder Wasserdampfdestillate aus:

- **Wurzeln, z. B. bei Vetiver**
- **Rinden, z. B. bei Zimtrinde**
- **Hölzern, z. B. bei Zedernholz**
- **Blüten, z. B. bei Rosen**
- **Harzen, z. B. bei Weihrauch**
- **Samen, z. B. bei Sellerie**
- **Blättern, z. B. bei Pfefferminze**

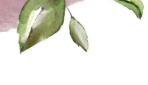

---
[1] Wer mehr über die Herstellung ätherischer Öle erfahren möchte, kann es in meinem Buch »Dufte durch den Tag« nachlesen.

Beim Destillieren wird mit niedrigem Druck und geringer Temperatur gearbeitet. Für jede Pflanze haben die Hersteller in aufwendigen Versuchsreihen herausgefunden, unter welchen Bedingungen sich alle Wirkbestandteile aus der Pflanze lösen. Bei der Herstellung von ätherischem Zypressenöl heißt das beispielsweise, dass das Holz 24 Stunden lang bei richtigem Druck und richtiger Temperatur destilliert werden muss, damit sich alle 280 Wirkbestandteile lösen. Würde man es nur 20 Stunden lang destillieren, fehlten 260 Wirkbestandteile der Zypresse im ätherischen Öl. Unserer Meinung nach wäre das eine Verschwendung von Rohstoffen, doch tatsächlich wird das Zypressenholz für die meisten ätherischen Öle anderer Hersteller bloß 4 Stunden lang destilliert. Auch solche ätherische Öle dürfen sich »100 % rein« nennen. Immer wieder bekomme ich jedoch die Rückmeldung, dass der Unterschied wirklich gewaltig ist und sich viele nicht vorstellen konnten, dass ätherische Öle so wirksam sind.

Weitere Faktoren für ein hochwertiges ätherisches Öl sind die Bodenbeschaffenheit (pH-Wert, Mineralien) der Felder, auf denen die Pflanzen wachsen, dass keine Kunstdünger, Herbizide und Pestizide bei der Pflanzenpflege verwendet werden, und die korrekte Ernte- und Lagerzeit. Manche Pflanzen müssen schnell nach der Ernte verarbeitet werden, z. B. die Rose. Würden die Blüten ein paar Stunden länger liegen, setzte der Fermentationsprozess ein, und sie wären unbrauchbar. Andere Pflanzen brauchen nach der Ernte eine gewisse Zeit, um sich von dem »Schock« des Schneidens zu erholen.

Erst, wenn alle diese Zahnrädchen sauber ineinandergreifen, keine Verunreinigungen, aber alle Wirkmoleküle enthalten sind, kommt das ätherische Öl unseres bevorzugten Herstellers in den Handel. Da dies alles erklärungsbedürftig ist, sind diese Essenzen nicht im Laden zu erwerben, sondern nur über einen Berater.

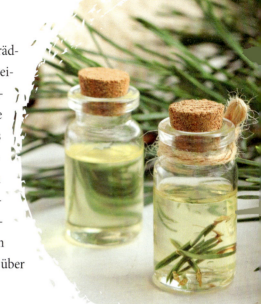

Es gibt verschiedene Lehren, nach denen ätherische Öle angewendet werden. In der »deutschen Schule« wird nur über den Geruchssinn gearbeitet, in der »englischen Schule« werden die ätherischen Öle immer mit einem Trägeröl für die körperliche Anwendung verdünnt, in der »französischen Schule« werden die ätherischen Öle pur an Stellen aufgetragen, die eher unempfindlich sind (vor allem Handflächen und Fußsohlen), und auch innerlich eingenommen.

Die ätherischen Öle in der hohen Qualität, die wir hier besprechen, werden vorwiegend nach der »französischen Schule« benutzt. Doch jeder Anwender ist anders, und wenn Ihnen die puren Öle zu intensiv sind, benutzen Sie ein neutrales Trägeröl. Achten Sie auch auf die Hinweise auf dem Etikett, ob ein ätherisches Öl die Lichtempfindlichkeit der Haut erhöht. Vor allem Zitrusöle sollten nicht auf den Körper aufgetragen werden, wenn Sie im Anschluss der Sonne ausgesetzt sind. Das könnte sonst zu unschönen Verbrennungen führen.

Die Anwendungsmöglichkeiten von ätherischen Ölen sind sehr vielfältig. Sie können sie ...

- mithilfe eines Ultraschallverneblers im Raum verteilen. Dadurch verbreiten sich die ätherischen Öle ganz fein, reinigen die Raumluft, und Sie können sie über den Geruchssinn aufnehmen.
- in die Handfläche geben und verreiben. Dadurch wird das Öltröpfchen bereits über die Haut aufgenommen und gelangt über die Blutbahn zu jeder Körperzelle. Zusätzlich können Sie mit den Händen ein Körbchen vor der Nase formen und den Duft daraus einatmen.
- über die Hand- und Fußreflexzonen anwenden.[2] Dies ist besonders sinnvoll, wenn bestimmte Organe unterstützt werden sollen. An Händen und Füßen ist die Haut sehr aufnahmefähig, aber nicht so empfindlich. Gerade Einsteigern in die körperliche Anwendung empfehlen

---
2   Tafeln der Hand- und Fußreflexzonen finden Sie auf den Seiten 134/135.

wir, mit dem Auftragen der ätherischen Öle auf die Fußsohlen zu beginnen.
- in einem neutralen fetten Trägeröl wie Jojoba- oder Süße-Mandel-Öl verdünnen und auf den ganzen Körper auftragen, z. B. mit einer Massage.
- in einer selbst angerührten Creme oder neutralem Trägeröl mit Klopfbewegungen der Finger ins Gesicht einarbeiten.
- einem Voll- oder Fußbad zufügen, um den gewünschten Bereich zu unterstützen. Dafür brauchen Sie einen Emulgator, damit das ätherische Öl nicht auf der Oberfläche schwimmt. Geeignet sind Salz, Honig und Sahne. Geben Sie 5–7 Tropfen des ätherischen Öls und 1 EL des Emulgators ins Badewasser.

Die Faszination für die ätherischen Öle hat mich, Karin, völlig ergriffen, und ich bin immer wieder aufs Neue davon begeistert, wie wirksam sie sind. Sie können eine feine Unterstützung dabei sein, Ungleichgewichte, die Sie in Ihrem Gesicht erkannt haben, zu harmonisieren. Dafür müssen Sie nicht alle ätherischen Öle im Gesicht auftragen. Wir arbeiten viel über die Fuß- und Handreflexzonen, doch die Wirkung wird sich auch in Ihrem Gesicht zeigen.

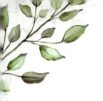

Wie ich, Wibke-Martina, zum Gesichtlesen gekommen bin

Als ich im Jahr 2004 eine Ausbildung in der Irisdiagnose machte, war ein Bestandteil des Kurses die Physiognomik. Ich war so fasziniert von diesem Ausbildungszusatz, bei dem es darum geht, Anzeichen des Körpers, besonders des Gesichts, seelischen Eigenschaften eines Menschen zuzuordnen, dass ich mich anschließend Hals über Kopf in die Antlitzdiagnose stürzte. Als ich 2 Jahre später mein Diplom für energetische holistische Medizin auf Malta machte und die Typologie der Homöopathie und die Archetypen der Aschner-Ausleitungsverfahren miteinander verglich, merkte ich, dass man mit diesem Hilfsmittel Patienten viel einfacher therapieren konnte. Als Studentin der TCM stieß ich schließlich auch auf das chinesische Gesichtlesen. Ich durfte 2005 in Hong Kong und 2014 in Shanghai einem Meister bei der Arbeit zusehen. 2016 habe ich Kurse bei Eric Standop belegt, und meine Meisterin Lillian Pearl Bridges füllte alle Wissenslücken, die mir bis zu diesem Zeitpunkt bewusst waren, und auch einige, die mir noch nicht bewusst waren.

Für mich ist das Gesichtlesen eine Möglichkeit, mein Gegenüber zu erkennen, einzuschätzen und besser zu verstehen. Da Gesichter unendlich vielfältig sind, lernt man auf diesem Feld nie aus. Es geht nicht darum, seinem Gegenüber Honig um den Bart zu schmieren, sondern wir dürfen in einem Miteinander das Gesicht mit all seinen Facetten wahrnehmen und den anderen sich selbst erkennen lassen.

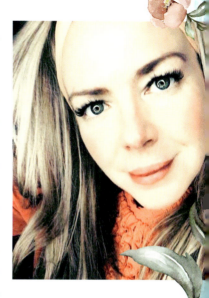

Ich erinnere mich noch, wie ich eine liebe Kollegin von mir bat, meinen eigenen Mann einmal anzusehen, um zu überprüfen, ob ich bei seinem Gesicht noch objektiv war. Er war sprachlos, was man alles in einem Gesicht lesen kann – und dies von jemandem, der ihn nicht kannte. Das kann ein Gefühl auslösen, endlich gesehen zu werden. Und genau das fasziniert mich seit über 15 Jahren am Gesichtlesen: dass jeder daran erinnert wird, was in ihm steckt, was für Potenziale er leben kann und wie er es schafft, ein schöneres und glücklicheres Leben zu führen.

Vor etwa 5 Jahren betrachtete ich mich ganz ausführlich im Spiegel und stellte fest, dass ich nicht mehr so aussah, wie ich es gewohnt war. Mein Gesicht war einfach aus der Balance geraten. Da war mir klar, dass ich auf die Suche in mir gehen durfte, um herauszufinden, was dies ausgelöst hatte. Ein Arzt entdeckte es schließlich, und wir konnten es angehen: Ich hatte Krebs. Ich wählte die konventionelle Medizin genauso wie die naturheilkundliche. Heute bin ich, nach einem Rückfall, seit 2016 diagnosefrei und möchte es bleiben. Mein Gesicht verrät mir jeden Tag aufs Neue, wie es um mich steht. Oft trauen wir uns nicht, uns genau anzusehen, denn wir glauben, dass dies etwas mit Selbstverliebtheit zu tun hat. Doch wenn es in unserem Dasein nicht um Selbstliebe geht, worum dann? Wir dürfen uns betrachten und anfangen, uns in unserer Ganzheit wahrzunehmen. Erst dann merken wir auch, wenn wir aus der Balance geraten sind und uns selbst helfen oder Hilfe suchen können.

Die ätherischen Öle in der besonderen Qualität mit allen Wirkbestandteilen habe ich vor Jahren in meiner Ausbildung kennengelernt, und sie waren auch Bestandteil meines Diploms auf Malta. Ich kann mir mein persönliches Leben, aber auch die naturheilkundliche Praxis nicht mehr ohne diese Öle vorstellen.

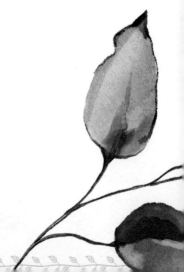

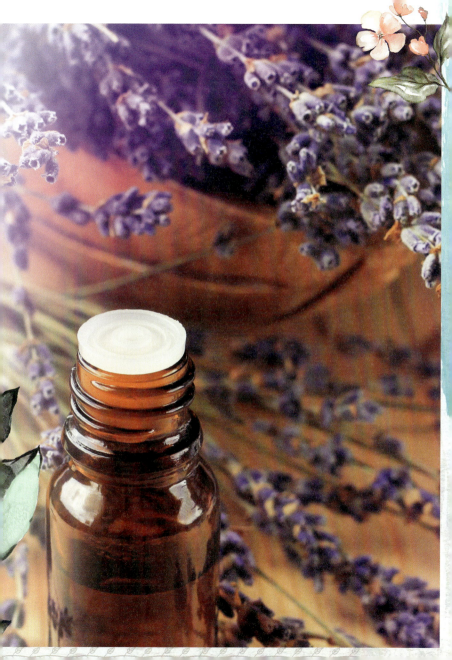

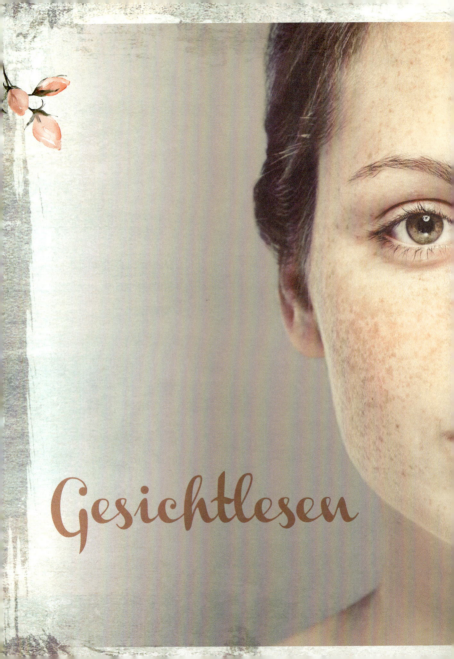

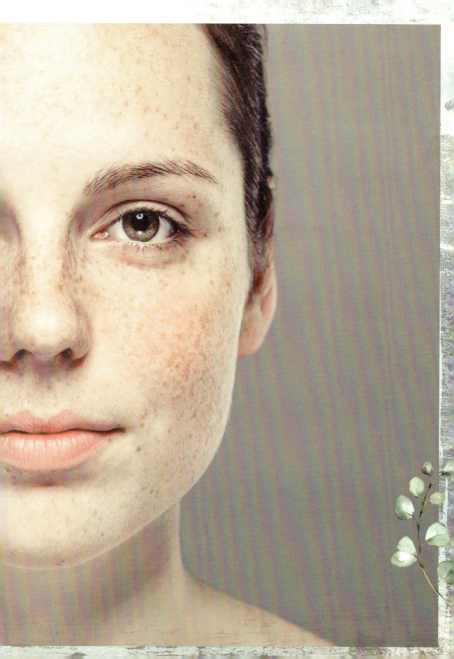

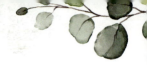

Was man im Gesicht lesen kann

———

Gesichtlesen ist eine altehrwürdige Tradition in vielen Kulturen sowohl in Europa als auch in Asien. Diese Technik ist jahrtausendealt und entwickelt sich immer weiter. Genau das macht es so spannend, denn wir leben in einer Zeit, in der alle Kulturen zusammenfließen können.

Grundsätzlich geht es darum, anhand der Gesichtsform und den Ausprägungen von Nase, Augen, Augenbrauen, Kinn und Lippen sowie von Falten und anderen Merkmalen Rückschlüsse auf die Gesundheit, die Persönlichkeit, die Vorlieben und Abneigungen, die Fähigkeiten und Leidenschaften eines Menschen zu erkennen.
Das Gesicht jeder Person ist individuell und einzigartig. Selbst ich, Wibke-Martina, und meine Zwillingsschwester sehen auf den ersten Blick vielleicht gleich aus, doch trägt jede von uns ihre ganz besonderen Eigenheiten, Fähigkeiten und Talente ganz offensichtlich im Gesicht. Das Gesichtlesen ist tatsächlich mit der Lektüre eines Buches vergleichbar, denn das Gesicht ist so facettenreich wie eine Sprache und wie diese auch einem Wandel unterworfen. Auch

wenn man glaubt, eine Sprache durchdrungen zu haben, kommen neue Vokabeln dazu und verändern die Bedeutung. So bedeutet ein Zeichen im Gesicht bei dem einen dies und bei einem anderen jenes – es kommt auf den Kontext an. Natürlich haben wir nicht ein Leben lang dasselbe Gesicht, denn es ist wandelbar. Mit dem Alter tauchen Falten auf, und die Fettkompartimente, die »Auspolsterung« im Gesicht, werden weniger, wodurch unser Gesicht »hängen« kann. Aber auch unsere Emotionen und Erlebnisse, Trauer ebenso wie Freude, verändern unser Gesicht im Laufe der Zeit. Das macht es nicht unmöglich, einen Ratgeber darüber zu schreiben, allerdings dürfen Sie die Informationen flexibel verstehen und auch immer wieder abgleichen. Es ist selbst für einen Gesichtleser eine Herausforderung, denn manchmal ist das eine »Komma« doch ausschlaggebend.

Aber lassen Sie sich davon nicht unter Druck setzen oder verwirren. Ein jeder von uns ist Gesichtleser, denn kennen wir das nicht alle: Die Frau sieht aus wie meine alte Englischlehrerin, und die mochte ich nicht. Der Mann sieht aus wie mein Onkel Jens, und den mag ich so gern, deswegen muss diese Person auch nett sein. Auch wenn wir nicht die ganze Person vergleichen, fallen uns doch immer liebenswerte Augen oder verbissene Lippen auf. Und so gehen wir durch die Welt und vergleichen unterbewusst immer Menschen und beobachten, wie sie uns gegenüber gesonnen sind. Der Unterschied zwischen einem ausgebildeten Gesichtleser und dem

Alltagsleser ist, dass der Profi alles benennen und seinem Klienten dadurch bei der Weiterentwicklung helfen kann.

Es gibt viele Merkmale, die auch ein Laie erkennen kann, denn unsere Haut im Gesicht, unsere Haare und Augen zeigen meist, wie es uns geht und was mit uns los ist. Es gibt unfassbar viele Zeichen, und in diesem Buch werden wir die relevantesten für unser Thema kennenlernen, damit Sie die Gesichtslesetechnik für sich anwenden können. Zeichen sind immer dann entscheidend, wenn sie Ihnen ins Auge fallen. Dabei verdient z. B. eine Falte mehr Aufmerksamkeit von Ihnen als eine Hautirritation.

Als Faustregel gilt: Wenn ein Zeichen über Nacht aufgetaucht ist, dann können Sie es mit der richtigen Aufmerksamkeit und Pflege auch schnell wieder auflösen. Wenn das Zeichen sich allerdings lange entwickelt hat, dauert es auch seine Zeit, bis es wieder verschwunden ist. Sie dürfen sich also in Geduld und in Selbstfürsorge üben. Je eher Sie sich einem Thema widmen, desto schneller können Sie auch Ergebnisse erzielen.

Selbstfürsorge oder »Selfcare« ist ein wichtiges Element im Gesichtlesen, denn Zeichen und Falten entstehen, wenn wir ein für die eigene Konstitution nicht optimales Leben gelebt haben. Leider leben und ernähren wir uns oft gegen unsere Konstitution, obwohl wir glauben, dass wir alles richtig machen. Die Zeichen in unserem

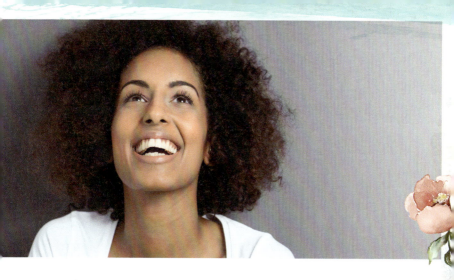

Gesicht verraten uns jedoch, ob wir gut zu uns sind oder es Möglichkeiten gibt, unsere Lebensweise zu verbessern.

Dies wirft natürlich die Frage auf, wie Sie abschätzen können, ob ein Zeichen, das Sie entdeckt haben, auf etwas hindeutet, was womöglich auch einer medizinischen Abklärung bedarf. Was Sie wahrnehmen, hat Relevanz und sollte in Ihrer Prioritätenliste nach oben gesetzt werden. Ob Sie darüber hinaus einen Arzt konsultieren sollten, können wir mit diesem Buch oder auch mit einer Ferndiagnose nicht beantworten. Aus diesem Grund bitten wir Sie, mit logischem Menschverstand an Ihre Zeichen heranzugehen und nie den Rat eines Arztes oder Heilpraktikers auszuschlagen. Die Zeichen, die wir in diesem Buch besprechen, sollen für Sie eine Unterstützung dabei sein, sich besser zu verstehen und wahrzunehmen.

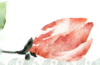

Rechte und linke Gesichtshälfte

Das Gesicht ist nie symmetrisch außer bei ganz wenigen Menschen. Es gibt dafür zahlreiche Erklärungen, die ich, Wibke-Martina, auch immer wieder in der Praxis höre: »Das ist meine Schlafseite, deswegen habe ich auf der Seite mehr Falten« oder »Ich stütze mein Gesicht beim Schreiben immer mit der linken Hand ab, und dadurch verschiebe ich die Muskulatur.« Auch diese Aussagen sind interessant, denn warum schütze ich meine Schlafseite in der Nacht oder warum bin ich der Meinung, dass meine Halsmuskulatur nicht stark genug ist, meinen Kopf aufrecht zu halten?

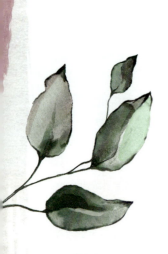
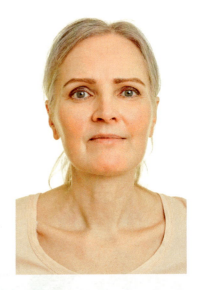

Im Gesichtlesen haben wir jedoch andere Erklärungen für die unterschiedlichen Seiten, und deswegen teilen wir das Gesicht für die Deutung vertikal in der Mitte. Wenn man ein Gesicht aus zwei linken oder rechten Hälften zusammensetzen würde, kämen meist zwei ganz verschiedene Gesichter heraus. Wenn wir dies im Coaching mit unseren Klienten tun, gibt es meist ein Bild, das ihnen besser gefällt. Aber was sagt uns das?

Die rechte Gesichtshälfte repräsentiert die Öffentlichkeit, das, was ich darstellen möchte. Auch wird diese Partie als die Kämpferseite bezeichnet und steht für die materiellen Dinge im Leben. Sehe ich

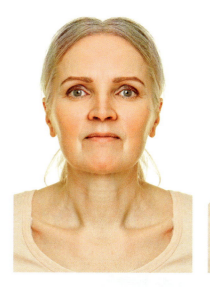
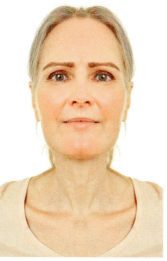

eine Falte nur auf der rechten Seite, dann könnte das bedeuten, dass sie im Zusammenhang mit dem Beruf steht oder mit etwas, was ich in der Öffentlichkeit erlebt habe. Stellen wir uns vor, dass das rechte Auge etwas weniger geöffnet ist als das linke. Das würde bedeuten, dass ich meine Augen vor etwas verschließe, was mir im Berufsfeld nicht gefällt, oder dass ich in meinem Job wachsamer sein sollte.

Die linke Gesichtshälfte steht für das Emotionale, für den Träumer in uns und für die Gefühle. Auch steht sie für zwischenmenschliche Beziehungen, Liebe und Kreativität, allgemein für das Innere. Was ist unterbewusst bei mir los? Was kann ich gut loslassen und was womöglich nicht? Ist das linke Auge nun weiter geschlossen als das rechte, könnte es zeigen, dass ich in meiner jetzigen Situation die Augen vor der Liebe oder der Kreativität verschließe.

Wollen Sie Ihre rechte Seite fördern, weil Sie mehr Dynamik und Aktivität ins Leben bringen möchten, verwenden Sie ätherisches **Zedernholzöl.** Es enthält ein Phytotestosteron und bringt Sie ins Tun.

Braucht Ihre linke Seite mehr Aufmerksamkeit, hüllen Sie sich in den sanften, empfangenden, herzöffnenden Duft von ätherischen **Blütenölen,** allen voran der Rose.

Ist eine Seite hingegen zu dominant, arbeiten Sie mit dem entgegengesetzten Öl, z. B. mit Rose, wenn Ihre öffentliche Seite zu hart ist. Sind Sie zu emotional und brauchen mehr Bodenhaftung und Tatkraft, greifen Sie zur Zeder. **Ylang Ylang** gleicht allgemein die weiblichen und die männlichen Anteile, für die die linke und die rechte Gesichtshälfte auch stehen, aus und fördert die Balance.

Es gibt immer Momente in unserem Leben, in denen wir nicht ganz und gar offen sein können. Aber wenn die rechte und die linke Gesichtsseite auf Dauer aus der Balance sind, ist dies ein Merkmal, an dem man arbeiten darf. Warum bekomme ich Innen und Außen nicht harmonisiert? Warum ist es mir so wichtig, stark im Außen zu sein, aber nicht im Innen?

Es gibt so vieles, was wir jeden Tag unter einen Hut bekommen müssen. Daher ist es wichtig, sich immer wieder daran zu erinnern, was einen dabei unterstützt, in die Balance zu kommen. Die ätherischen Öle sind gute Helfer, wenn es darum geht, körperlich, emotional und mental in der Mitte zu bleiben. Manche Pflanzen wirken stärker körperlich, andere eher emotional oder mental.

Balance von Körper, Geist und Seele

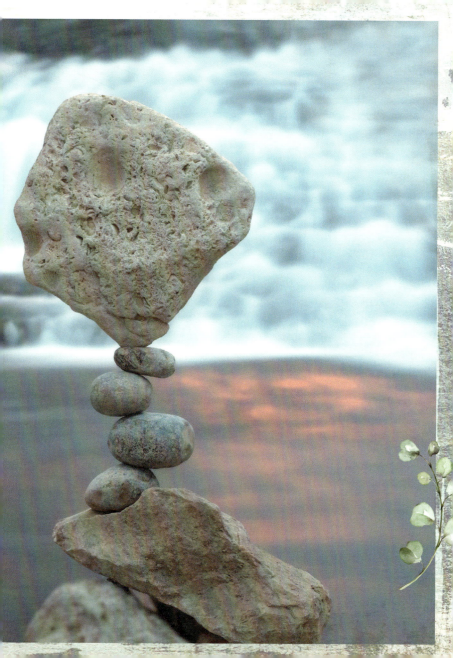

Ätherische Öle für die Balance von Körper, Geist und Seele

Die körperliche Balance unterstützen

Ätherische Öle für die Stärkung ...

- der Atemwege: **Oregano, Thymian, Majoran, Eukalyptus** (nicht für Kleinkinder geeignet), **Ravintsara, Palo Santo, Myrte, Kiefer, Balsamtanne, Copaiba**
- des Verdauungssystems: **Fenchel, Ingwer, Pfefferminze, Grüne Minze, Oregano, Thymian, Muskatnuss, Dill, Estragon, Patschuli**
- des Herz-Kreislauf-Systems: **Goldrute, Zitrone, Strohblume, Weihrauch, Rosmarin**

- des Lymphsystems: **Zypresse, Lemongras, Grapefruit**
- des Hormonsystems: Kopfdrüsen: **Weihrauch, Sandelholz, Zedernholz**; Schilddrüse: **Myrrhe, Myrte**; Bauchspeicheldrüse: **Zimtrinde, Ocotea**; Nebennieren: **schwarzer Pfeffer, Muskatnuss**; männliche Geschlechtsdrüsen: **Blaufichte, Zedernholz, Schwarzfichte, Salbei, Rosmarin**; weibliche Geschlechtsdrüsen: **Muskatellersalbei, Fenchel, Salbei, Zypresse, Strohblume, Zistrose, Geranie** (während des Stillens oder einer Schwangerschaft die Anwendung bitte immer mit einem Therapeuten absprechen)
- des Entgiftungssystems: Leber: **Rosmarin, Grapefruit, Selleriesamen, Ledum, Strohblume, Pfefferminze**; Nieren: **Wacholder, Zitrone**; Haut: **Lavendel, Weihrauch, Sandelholz, Elemi, Copaiba, Blauer Rainfarn, Strohblume**

Diese ätherischen Öle können Sie auf Höhe des jeweiligen Organs mit etwas neutralem Trägeröl verdünnt auftragen, z. B. um den Nabel herum, um das Verdauungssystem zu entlasten, oder auf der Brust, um die Atemwege zu unterstützen. Natürlich können Sie die ätherischen Öle auch auf die jeweilige Reflexzone an Hand und Fuß auftragen.[3]

---

3 Tafeln der Fuß- und Handreflexzonen finden Sie auf den Seiten 134/135.

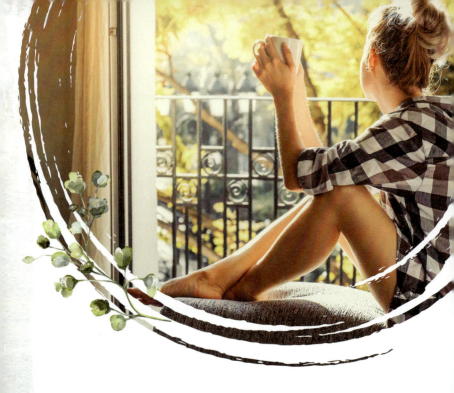

Die emotionale Balance unterstützen

Unsere Emotionen können uns ziemlich im Griff haben. Massive, unausgeglichene Gefühle nagen an uns und verursachen Stress und eine Übersäuerung des Körpers. Ein Groll, den wir jahrelang mit uns herumtragen, wird seine Spuren auch auf organischer Ebene hinterlassen.

Ich, Karin, benutze in meinen Sitzungen ein spezielles Gerät, mit dem ich eine energetische Messung des aktuellen emotionalen

Status meines Klienten vornehmen kann. Manche Emotionen wie Hass oder Wut wollen wir uns meist gar nicht eingestehen. Ich erlebe immer wieder, dass Klienten erstaunt sind, dass diese Emotionen bei der Messung durchschlagen. Im Gespräch zeigen sich dann die sie auslösenden Situationen. Je nach eigener Geschichte, Kindheitserfahrungen, Schicksalsschlägen, Kränkungen und emotionalen Verletzungen trägt jeder sein Päckchen mit sich herum.

Jedes Gefühl hat auch eine bestimmte Frequenz, und entweder gibt es uns Energie, wie die Liebesenergie, die uns nährt und heilt, oder kostet uns eben Energie, wie Neid, Hass, Wut, Zorn und Angst. Daher ist es gut, dieses emotionale Gepäck klein zu halten. Die ätherischen Öle können Ihnen helfen, emotionale Themen auszubalancieren, denn Geruch und Gefühle sind eng miteinander gekoppelt. Vielleicht gibt es einen bestimmten Geruch aus Ihrer Kindheit, z. B. von der Weihnachtsbäckerei bei der Oma. Wenn Sie diesen Geruch heute wieder wahrnehmen, sehen Sie die Bilder vor Ihrem inneren Auge und sind unmittelbar in dem Gefühl, das sie damals hatten.

Von unseren Sinneswahrnehmungen ist der Geruchssinn als einziger direkt mit dem limbischen System verbunden. Das ist so, damit wir uns, wenn es z. B. brenzlig riecht, sofort in Sicherheit bringen. Alle anderen Sinneswahrnehmungen werden erst einmal durch andere Gehirnregionen geleitet und dort »überprüft«. Das limbische System ist aber auch unsere emotionale Steuerzentrale. Nehmen Sie nun einen Duft wahr, der an gute Erinnerungen gekoppelt ist, sorgt dies unmittelbar für Entspannung. Wir können diese Erkenntnis nutzen und in herausfordernden Situationen durch unterstützende Düfte für Entspannung und Balance sorgen.

Im Rahmen der »Selfcare« ist der Aspekt der Stressreduktion ausgesprochen wichtig. Überall auf der Welt haben Menschen viel Stress am Arbeitsplatz, mit den Kindern, in der Schule, mit den Eltern … Zu diesem normalen Stress kommen meist noch persönliche Herausforderungen wie materielle oder gesundheitliche Sorgen hinzu. Dann sieht man den Menschen diesen Stress auch an, denn das Gesicht wirkt schwammig und aufgedunsen.
Leiden wir dauerhaft unter Stress, schwächt er uns. Nicht nur das Adrenalin ist hoch, sondern auch das Cortisol. Deswegen verspüren einige bei hoher Belastung Gelüste auf etwas Süßes. Diesen nachzugeben, ist leider kontraproduktiv, denn im Gegenzug ist die Insulinproduktion gehemmt. Stress macht fett! Auf Dauer kann sich durch den Stress sogar Diabetes einstellen.
Schon die folgenden kleinen Anwendungen helfen jedoch, mehr Balance in den Alltag zu bringen.

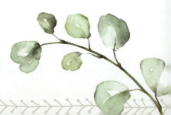

Tipp: Orangenöl zur Stressreduktion

Verreiben Sie 1 Tropfen ätherisches **Orangenöl** in den Händen, und atmen Sie den Duft ein. Orange unterstützt dabei, mit Drucksituationen umzugehen, und wirkt sich hemmend auf die Cortisolproduktion aus. Bewusstes Atmen ist sowieso hilfreich bei Stress. Probieren Sie die Vierer-Atmung: Zählen Sie beim Einatmen von 1 bis 4, halten Sie den Atem an, und zählen Sie auch dabei bis 4, und atmen Sie dann aus, wobei Sie erneut bis 4 zählen. Das unterstützt zusätzlich die Balance des Körpers, der Emotionen und der mentalen Ebene.

Tipp: Basenbad zur Entspannung und Entgiftung

Es gibt spezielle Basenbäder auf Natronbasis. Manchmal sind zur Verstärkung gemahlene Edelsteine hinzugefügt, aber weitere Zusätze sollten Sie nicht ins Badewasser geben. Das Basenbad regt den Körper dazu an, Säuren auszuscheiden. Ätherische Öle wollen über die Haut in den Körper eindringen, die Wirkungen würden einander also hemmen. Sie können jedoch einen Diffusor im Badezimmer aufstellen, der die Raumluft mit einem schönen, entspannenden Duft aromatisiert. Geeignete Dürfte sind ätherisches **Weihrauch-, Lavendel-, Rosen-, Geranien-, Schwarzfichten-** und **Blaufichtenöl**. Bleiben Sie mindestens 45 Minuten in der Wanne.

Tipp: Entspannende Gesichtsanwendungen

Ich gebe regelmäßig Wohlfühlabende, bei denen ich mit den Teilnehmern einfache praktische Anwendungen mache. Viele kommen völlig abgehetzt an, und nach den Anwendungen sehen sie aus wie frisch aus dem Wellness-Spa.

Augenkompresse mit Lavendel

Geben Sie heißes, aber nicht kochendes Wasser in eine Edelstahl-, Keramik- oder Glasschüssel, und mischen Sie 1–3 Tropfen ätherisches **Lavendelöl** hinein. Tauchen Sie ein Gästehandtuch ein, und wringen Sie es aus. Legen Sie das dampfend warme Tuch auf die Augen und die Stirn. Die Temperatur sollte angenehm, aber gut warm sein. Lehnen Sie sich zurück, und genießen Sie die Kompresse für 3 Minuten bzw., solange die Temperatur angenehm ist. Die Wärme und der Duft des Lavendels sind sehr beruhigend und entspannend.

Gesichtsdampfbad mit Zitronenöl

Um Stress und Anspannung aus dem Gesicht zu »bügeln«, geben Sie kochend heißes Wasser in eine Schüssel, und mischen Sie 1 Tropfen ätherisches **Zitronenöl** hinein. Senken Sie Ihre Gesicht über die Schüssel, und decken Sie Ihren Kopf mit einem Handtuch ab. Bleiben

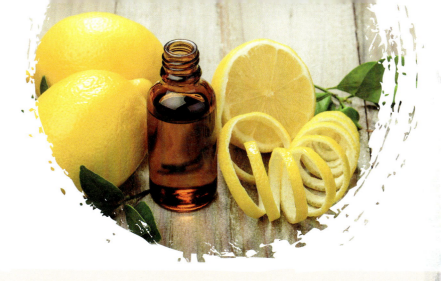

Sie 5–7 Minuten unter dem Handtuch. Der Duft der Zitrone ist für viele Menschen positiv besetzt und versetzt sie in Urlaubsfeeling. Außerdem wirkt Zitrone reinigend, und der Wasserdampf öffnet die Poren. So können Giftstoffe, die wir aus der Luft aufgenommen haben, aus den Hautschichten gezogen werden. Die meisten Anwender berichten, dass sie danach eine babyzarte Streichelhaut im Gesicht haben und sich entspannt und erfrischt fühlen.

Versetzt man sich mithilfe der ätherischen Öle in einen Entspannungszustand, befreit dies nicht nur von belastenden Emotionen, es hat auch eine ausgleichende Wirkung auf das Nervensystem. Und dies zeigt sich in einem harmonischen Gesichtsausdruck.[4] Es gibt jedoch ebenfalls Gerüche, die mit stressigen oder traumati-

---

4 Wer mehr über die Wirkung von ätherischen Ölen auf Emotionen wissen möchte, dem empfehlen wir das Buch »Radikal ganzheitlich entgiften« von Karin Opitz-Kreher.

schen Erlebnissen verknüpft sind. Wenn uns ein solcher Duft in die Nase steigt, sind die Schreckensbilder gleich wieder präsent. Vielleicht haben Sie das selbst schon erlebt: Bei einem bestimmten Duft rümpfen Sie unwillkürlich die Nase und verziehen das Gesicht. Auch bei ätherischen Ölen könnte der eine fast darin baden, und für den anderen stinkt es einfach.

Die Erfahrung, die ich, Karin, gemacht habe, ist, dass »Stinkeöle« die »Herausforderungsöle« sind. Meist bergen diese ein Geschenk für uns, denn hinter der Ablehnung steckt eine unbearbeitete Geschichte. Wenn wir uns ihnen stellen, was am Anfang eine echte

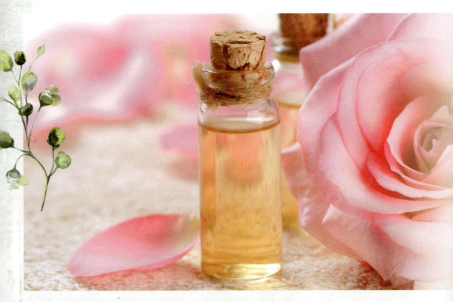

Überwindung sein kann, werden wir mit der Zeit den Duft als immer angenehmer empfinden. Manchmal verwandelt sich das einstige »Stinkeöl« zum Lieblingsöl.

Wenden Sie das ätherische Öl zunächst weit von der Nase entfernt an, z. B. auf den Fußsohlen. Wenn Sie das Öl nicht an der Hand haben möchten, können Sie es in einem Roll-on-Fläschchen anmischen.

Unterstützende Öle …

- bei Frustration: **Blaufichte, Schwarzfichte, Ylang Ylang, Palo Santo, Zitrone, Orange**
- bei Ärger, Wut, Zorn: **Blaufichte, Zedernholz, Rose, Orange, Ylang Ylang, Weihrauch, Melisse**
- bei Selbstzweifeln: **Blaufichte, Zedernholz, Zitrone, Orange, Geranie**
- bei Angst/Panik: **Blaufichte, Orange, Ylang Ylang, Weihrauch, Lavendel**
- bei Schuldgefühlen: **Zypresse, Weihrauch, Geranie, Rose, Schwarzfichte**
- bei Traurigkeit: **Bergamotte, Lavendel, Melisse**

Wenn Sie dauerhaft in negativen Emotionen stecken bleiben und sich von ihnen beherrschen lassen, dann graben sich diese auch ins Gesicht ein. Für die emotionale Balance können die ätherischen Öle gut in der Herzgegend aufgetragen werden. Um über eine längere Zeit das limbische System zu stimulieren, tragen Sie ein wenig des jeweiligen ätherischen Öls unter den Nasenlöchern auf.

Alternativ eignen sich die Reflexzonen an den Ohren.[5] Geben Sie das ätherische Öl auf die Finger, und massieren Sie es sanft auf der entsprechenden Zone ein. Wenn der Bereich geschwächt oder blockiert ist, kann dies durchaus ein wenig schmerzhaft am Ohr sein.

Einige Pflanzen kommen bei vielen emotionalen Themen infrage, deshalb möchten wir sie kurz vorstellen: Die ätherischen Öle von **Blaufichte, Schwarzfichte** und **Zedernholz** richten uns wieder auf. Generell sind Baumöle hilfreich in Zeiten, in denen es einem den Boden unter den Füßen wegzieht. Mit ihnen bleiben wir gut geerdet und sind dennoch nach oben ausgerichtet. Gerade die Zeder hat Wirkbestandteile, die auf emotionaler Ebene schlechte Erinnerungen aus dem Zellgedächtnis löschen können.[6]

Die ätherischen Öle von Blüten wirken harmonisierend, allen voran die Königin der Blüten: die **Rose.** Sie öffnet das Herz, die **Geranie** ist hilfreich in Zeiten hoher nervlicher Belastung, **Ylang Ylang** gleicht die männlichen und die weiblichen Anteile in uns aus.

Die Zitrusöle wirken vor allem stimmungsaufhellend. Die Düfte von **Zitrone, Orange, Mandarine** und **Bergamotte** lassen die Sonne des Sommers in uns aufgehen. Allen voran Orange wirkt ent-

---

[5] Eine Tafel der Ohrreflexzonen finden Sie auf Seite 133.
[6] Mehr über die verschiedenen ätherischen Baumöle finden Sie in dem Buch »Baumöle« von Karin Opitz-Kreher.

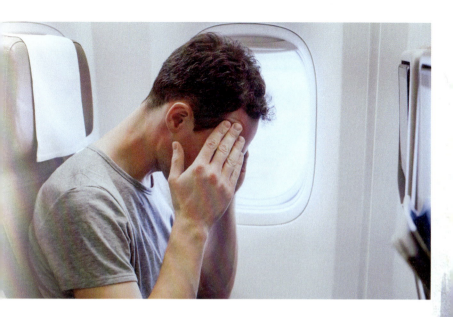

spannend und lässt sich gut mit **Lavendel** kombinieren, der ebenfalls einen beruhigenden Effekt auf das Nervensystem hat.

Tipp bei Flugangst

Füllen Sie einen Roll-on mit 5 ml Trägeröl und je 5 Tropfen ätherischem **Orangen-** und **Lavendelöl.** Tragen Sie die Mischung während des Flugs so oft wie möglich auf, z. B. auf die Handgelenke. Auf diese Weise konnte ich, Karin, schon einige Flugreisen völlig entspannt antreten. Auch **Weihrauch** und **Heiliger Weihrauch** sind generell sehr beruhigend und entspannend.

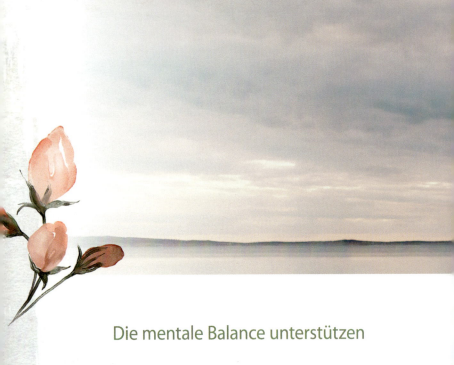

Die mentale Balance unterstützen

Hilfreiche ätherische Öle …

- für mehr Konzentration: **Zitrone, Basilikum, Pfefferminze**
- für einen stärkeren Fokus: **Zedernholz**
- für mehr Klarheit: **Pfefferminze, Basilikum, Zitrone, Weihrauch, Kardamom**
- für höheres spirituelles Bewusstsein: **Weihrauch, Heiliger Weihrauch, Sandelholz, Palo Santo, Blaufichte**

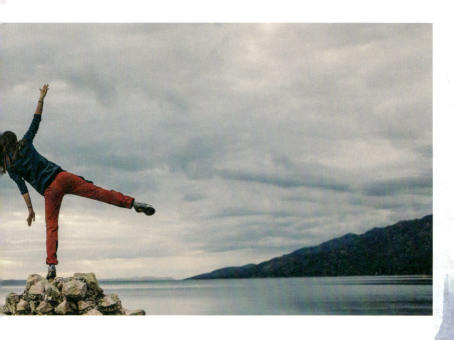

Um die mentale Fitness anzuregen, können die ätherischen Öle mit etwas Trägeröl auf Stirn und Nacken aufgetragen werden. Der große Zeh und der Daumen sind auch geeignet, da hier die Reflexzonen des Gehirns angesiedelt sind.

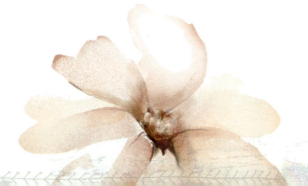

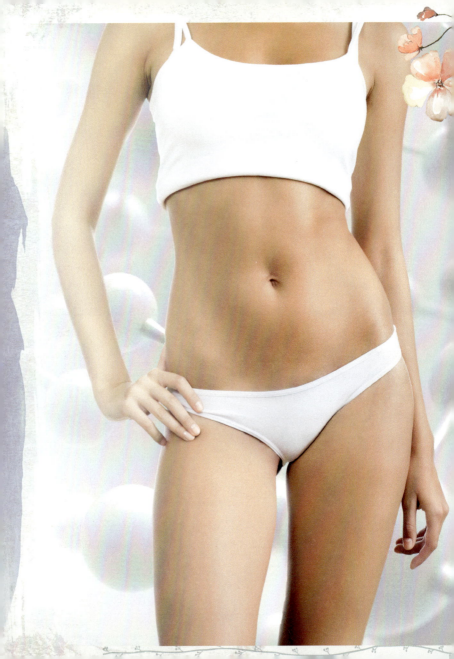

Stoffwechselstörungen im Gesicht erkennen

———

Beim Gesichtlesen zu Gesundheitsthemen geht es vor allem um Störungen im Stoffwechsel, die ihre Spuren in unserem Antlitz hinterlassen haben. Daher brauchen wir ein Grundverständnis davon. Die gesamten chemischen und physikalischen Vorgänge der Umwandlung z. B. von Nahrungsmitteln im Körper bezeichnet man als Stoffwechsel. Er dient der Aufrechterhaltung des Lebens und findet in jeder einzelnen Zelle im Körper statt. Dabei werden aus Lebensmittel die einzelnen Bausteine wie Fette, Mineralien, Eiweiße, Kohlenhydrate (Zucker), Vitamine und Mineralien herausgelöst, verwertet und verbraucht. Denn jedes Leben braucht Energie, und die erzeugen wir in unserem Körper.

Je besser wir uns ernähren und unser Stoffwechsel funktioniert, desto gesünder und vitaler sind unsere Zellen. Und das kann man an äußeren Merkmalen im Gesicht ablesen. Drei unterschiedliche Stoffwechselstörungen sind so erkennbar: die im Kohlenhydrat-, die im Fett- und die im Eiweißstoffwechsel.

Kohlenhydratstoffwechsel – Wangenbäckchen

Kohlenhydrate geben unserer Muskulatur Energie. Das tun auch Fette und Eiweiße, die am schnellsten verfügbare Energiequelle sind aber Kohlenhydrate. In Getreide (Brot, Nudeln, Müsli), Kartoffeln und Süßigkeiten sind viele Kohlenhydrate enthalten.

Ein gestörter Stoffwechsel der Kohlenhydrate zeigt sich an den unteren seitlichen Wangenbäckchen, daran, wie weit sie herunterhängen und wie gefüllt sie sind. Man kann sich das als ein seitliches Doppelkinn vorstellen. Wenn Sie nun in Ihrem Gesicht beobachten, dass Sie diese seitlichen Doppelkinne bekommen, bedeutet dies, dass Sie die Kohlenhydrate nicht gut verstoffwechseln können. Das kann zum einen an den Kohlenhydraten liegen, zum anderen aber auch an dem Ort, wo diese verstoffwechselt werden: dem Darm.

Wir können also mit einer Ernährungsumstellung reagieren und andere, abwechslungsreichere oder weniger Kohlenhydrate zu uns nehmen. Zusätzlich sollten wir unsere Darmflora betrachten und diese unterstützen, indem wir mehr Ballaststoffe in unsere Nahrung integrieren und eine Darmkur mit einem Präparat aus der Apotheke (z. B. »Omni-Biotic Stress Repair«) machen.

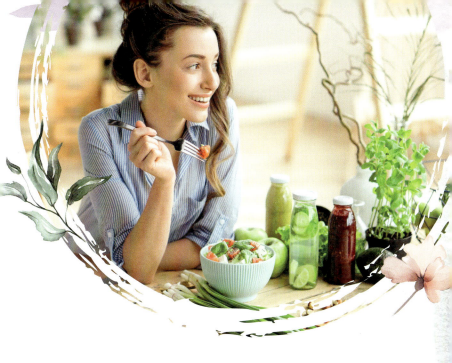

Nicht nur unsere modernen Lebensumstände mit hohem Stress, die Ernährungsgewohnheiten, die Umwelteinflüsse und die chemischen Belastungen im Alltag haben einen Einfluss auf unser Verdauungssystem, sondern auch unsere Emotionen. Trauer, Schock, Ärger, Angst, Wut oder Zorn beeinflussen ebenfalls unsere Darmflora. Die Pflanzenwelt hält einiges bereit, um das ganzheitliche Wohlbefinden zu unterstützen.

Da die Einflüsse so komplex sind, ist es schwierig, bestimmte ätherische Öle zu empfehlen. Es gibt jedoch einige einfache Maßnahmen, die auf jeden Fall hilfreich sind.

Darmpflege-Tipp:
Bringen Sie mehr Entspannung in den Tag

Zeitdruck und Stress beeinflussen die Darmflora negativ. Die Abläufe im Körper sind dieselben wie beim Steinzeitmenschen, die Stressoren haben sich jedoch verändert. Stand unseren Urahnen ein Säbelzahntiger gegenüber, war es sinnvoll, dass die Durchblutung vom Verdauungssystem abgezogen wurde, um die Energie in Arme und Beine zu lenken. Der moderne Säbelzahntiger ist z.B. der PC, der nicht so funktioniert, wie wir es gern hätten, die Arbeit, der Chef, die Kinder oder ein Stau. Doch heute können wie den Stress meist nicht mehr »wegkämpfen« oder »wegrennen«. Menschen mit Dauerstress zementieren sich ihre Verdauungsbeschwerden förmlich ein, da sie die Blutversorgung des Verdauungssystems langfristig herunterfahren. Deshalb ist es sehr unterstützend, mit entspannenden Düften für mehr Ruhe im System zu sorgen.

Das kaltgepresste Öl aus der Schale der **Orange** hat einen fruchtigen, leicht süßlichen Duft, der hilft, den Cortisolspiegel niedrig zu halten. Verreiben Sie immer, wenn es stressig wird, 1 Tropfen in der Handfläche, und atmen Sie den Duft ein. Oder geben Sie 3–5 Tropfen in etwas Trägeröl, und befüllen Sie ein Roll-on-Fläschchen damit. Mit ihm können Sie auch im Berufsalltag den Duft an den Handgelenken auftragen.

Lassen Sie einen anstrengenden Tag mit **Weihrauch** ausklingen. Im Diffusor sorgt er für eine ruhige Stimmung. Vor der Meditation verreiben Sie das ätherische Öl zwischen den Händen, und tragen Sie es auf Ihrer Stirn auf. Atmen Sie zusätzlich den Duft von der Handfläche ein.

Darmpflege-Tipp: Ätherische Öle für das Verdauungssystem

Ein Multitalent unter den ätherischen Ölen ist die **Pfefferminze:** Sie sorgt nicht nur für einen klaren Kopf, sondern auch für Ordnung im Verdauungssystem. Wenn es im Bauch grummelt, verreiben Sie 1 Tropfen ätherisches Pfefferminzöl in den Händen, und tragen Sie es um den Nabel herum auf. Atmen Sie dann noch den Duft von den Händen ein. Meist stellt sich nach ca. 15 Minuten wieder Wohlbefinden ein. Vor allem bei Aufenthalten im Ausland ist es immer gut, Pfefferminze im Gepäck zu haben. Sie kann bei ungewohnter Kost ein guter Freund für das Verdauungssystem sein. **Fenchel** ist nicht nur wohltuend für das Babybäuchlein, auch bei Erwachsenen wirkt das aus Fenchelsamen gewonnene ätherische Öl entlastend. Es kann äußerlich aufgetragen oder auch innerlich eingenommen werden. Der Geschmack erinnert stark an Lakritz.

Ätherisches **Ingweröl** wird durch Wasserdampfdestillation aus der Ingwerwurzel gewonnen. Es wirkt wärmend und regt die Verdauungssäfte an. Geschmacklich ist Ingweröl völlig anders als frischer Ingwer. Ich, Karin, bevorzuge daher die äußerliche Anwendung über die Fußreflexzonen oder um den Nabel herum.

Estragon wird bereits seit dem Mittelalter wegen seiner entkrampfenden Wirkung auf das Verdauungssystem geschätzt. Das ätherische Öl wird durch Wasserdampfdestillation aus dem frischen Kraut gewonnen. In der eher deftigen französischen Landküche wird Estragon gern als Unterstützung für die Fettverdauung und zur Leberentlastung verwendet. Er regt die Produktion der Verdauungssäfte an. Das ätherische Öl können Sie auch als Gewürzöl in Speisen geben.

Bereits um 1550 v. Chr. wurde **Dill** im alten Ägypten in Aufzeichnungen erwähnt. Er fehlte auch nicht in den Klostergärten des Mittelalters. Das durch Wasserdampfdestillation der ganzen Pflanze gewonnene ätherische Öl wirkt verdauungsfördernd und entkrampfend.

Kardamom gehört in die Familie der Ingwergewächse und wird in Indien seit Tausenden von Jahren genutzt. Auch im alten Ägypten, im antiken Rom und Griechenland wurde er gern genutzt. Für die Ölgewinnung werden die Samen mit Wasserdampf destilliert. Ätherisches Kardamomöl wirkt sich günstig auf das Verdauungssystem und die Atemwege aus. Manche geben Kardamom gern in den Kaffee, da er das Kaffeearoma abrundet. Auch Gerichten verleiht er einen orientalischen Touch.

Die genannten ätherischen Öle können äußerlich oder innerlich angewendet werden, wenn das Produkt dafür zugelassen ist. Für die äußerliche Anwendung empfiehlt es sich, sie mit etwas Trägeröl um den Nabel herum aufzutragen. Wenn die ätherischen Öle bei der Zubereitung einer Speise dazugegeben werden, können sie schnell zu dominant sein. Tauchen Sie einen hölzernen Zahnstocher in das Ölfläschchen, und ziehen Sie diesen durch den Dip oder die Soße. Sie können mit ätherischen Ölen auch aromatisierte Gewürzöle selbst herstellen. Geben Sie dazu in 200 ml Olivenöl 3–5 Tropfen des gewünschten ätherischen Öls:

- für eine **mediterrane Note** Zitronen-, Thymian- und Oreganoöl
- für eine **arabische Note** Kardamom- und Zimtöl
- für eine **feurige Note** Ingwer- und Schwarzer-Pfeffer-Öl sowie getrocknete Chilis

Wenn Sie über gedünstetes Gemüse einen Schuss von diesen aromatisierten Olivenölen geben, ist das zum einen gut für Herz und Verdauung und rundet zum anderen den Geschmack ab. Das gut funktionierende Verdauungssystem zeigt sich in einem strahlenden, klaren Hautbild. Pickel sind oft ein Anzeichen für zu viele Gärungsprozesse im Darm, und die Kräuteröle halten das Darmmilieu im Zaum.

Z. B. mit Glyphosat behandelte Lebensmittel (vor allem Weizen und Linsen) wirken in unserem Körper wie ein Antibiotikum. Mit jedem Bissen eines konventionellen Brötchens wird daher die Darmflora geschwächt. Günstig wirken sich fermentierte Lebensmittel wie Sauerkraut, Miso, Kombucha und Ume Su auf die Darmflora aus. Inulinhaltige Gemüse sind ein Festmahl für die uns freundlich gesonnenen Bakterien. Süßkartoffel, Spargel, Chicorée und Topinambur enthalten diesen für uns unverdaulichen Zucker, auf den sich die Mikroorganismen stürzen.

Die mit uns in Symbiose lebenden Bakterien können gut mit ätherischen Ölen umgehen. Auf die schädlichen Mikroorganismen wirken vor allem die ätherischen Öle von **Oregano** und **Thymian** wie ein Kehrbesen. In heißen Ländern wie Indien wird gern mit scharfen Gewürzen gekocht, weil sie desinfizierend wirken. Dies geht auch hervorragend mit den konzentrierten Kräften der Pflanzen in Form ihrer ätherischen Öle.

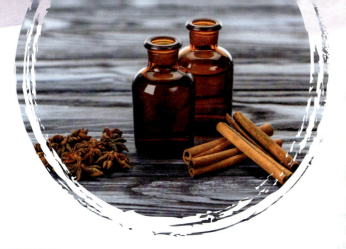

Darmpflege-Tipp:
Gifte im eigenen Umfeld vermeiden

Haben Sie sich schon einmal Gedanken darüber gemacht, wie vielen chemischen Mitteln Sie im Alltag ausgesetzt sind? Angefangen bei Zahnpasta, Duschgel und Shampoo über Make-up bis zu Haushaltsreiniger, Waschpulver und Spülmittel, kommen wir im Durchschnitt täglich mit 300 Chemikalien in Kontakt. Mit ätherischen Ölen bekommen Sie das Haus genauso hygienisch sauber. Die ätherischen Öle von **Zimt, Nelke, Rosmarin, Eukalyptus** und **Zitrone** haben gemeinsam eine immense Wirkung und beseitigen ein breites mikrobielles Spektrum. Das Putzen macht auch gleich mehr Spaß, weil es einfach so gut riecht. [7]

---

7   In dem Buch »Radikal ganzheitlich entgiften« geht Karin Opitz-Kreher ausführlich auf dieses Thema ein, mit Tipps für DIY-Rezepte für die Schönheit und den Haushalt.

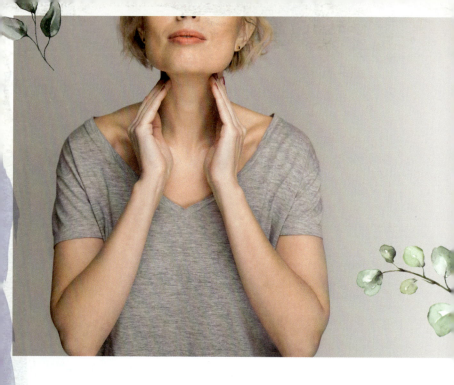

Fettstoffwechsel – Doppelkinn

Ein Zeichen für einen nicht optimal funktionierenden Fettstoffwechsel ist das Doppelkinn. Es zeigt an, dass der Fettstoffwechsel im Körper nicht optimal funktioniert. Natürlich brauchen wir Fett zum Überleben, denn daraus stellt der Körper Fettsäuren her, um Hormone und Zellwände aufzubauen. Fett macht die Vitamine A, D, E und K erst verfügbar, und jedes Organ besitzt ein Fettpolster um sich herum, das es vor Verletzungen schützt.

Aber Fett ist nicht gleich Fett! Es gibt gesättigte, einfach ungesättigte und mehrfach ungesättigte Fettsäuren. Gesättigte Fettsäuren stecken in tierischen Lebensmitteln wie Butter, Schmalz, Sahne, Speck, Käse, Wurst und Fleisch. Einfach ungesättigte Fettsäuren kann der Körper auch selbst herstellen, und sie kommen in Olivenöl, Rapsöl, Avocado, Nüssen und Samen vor. Die letzte Gruppe sind die mehrfach ungesättigten Fettsäuren. Diese sind essenziell, können also nicht vom Körper hergestellt werden, sondern müssen über die Nahrung aufgenommen werden. Es handelt sich um die Omega-3- und Omega-6-Fettsäuren, die wir in Nüssen und Fisch oder in Walnuss-, Lein- und Distelöl finden.

Zeigt sich nun bei Ihnen ein Doppelkinn, gibt es mehrere Möglichkeiten, warum der Fettstoffwechsel gestört sein kann. Entweder nehmen Sie zu viel Fett oder solche Fette, die Sie nicht gut vertragen, zu sich, oder Sie essen womöglich zu wenig Fett. Dies bekommen Sie leicht heraus, indem Sie ein Ernährungstagebuch führen, um wahrzunehmen, welche Fette Sie wirklich aufnehmen.
Um den Körper bei der Verdauung von Fetten zu unterstützen, ist die Pflege der Leber wichtig. Das Organ ist an vielen Vorgängen im Körper maßgeblich beteiligt, von der Entgiftung über die Hormonproduktion bis zur Verdauung von Fetten. Galle und Leber arbeiten hier Hand in Hand. Menschen, denen die Gallenblase entfernt wurde, sollten noch besser auf ihre Leber achten, weil diese quasi für zwei arbeiten muss.

Ätherische Öle, die die Leber entlasten, sind z. B. **Rosmarin, Grapefruit, Blauer Rainfarn, Strohblume, Geranie, Fenchel** und **Römische Kamille.** Sie können auch gut gemischt werden, da sich dann die Wirkbestandteile ergänzen. Für die Entlastung der Leber tragen Sie das gewählte ätherische Öl in etwas Trägeröl verdünnt rechts unterhalb des Rippenbogens auf. Wenn Sie die Intensität der Anwendung steigern wollen, legen Sie anschließend ein feucht-warmes Gästehandtuch auf den Bereich. Die Wärme und Feuchtigkeit verstärken die Wirkung der ätherischen Öle. Grapefruitöl können Sie auch gut auf die Reflexzonen geben.

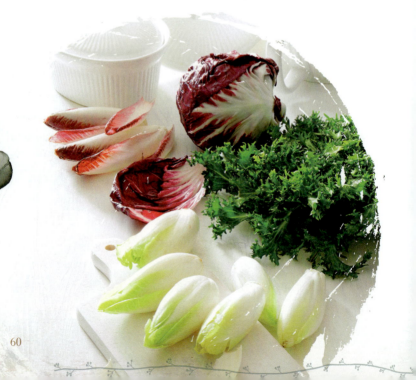

Grundsätzlich liebt es die Leber, mit Bitterstoffen verwöhnt zu werden. Dazu eignen sich bittere Salate wie Radicchio und Chicorée oder Bitterelixiere aus der Apotheke.

Eiweißstoffwechsel – Wangenfalten

Es ist ein Irrglauben, dass hauptsächlich tierische Eiweiße dem Körper schaden können. Haben Sie eine Veranlagung zu einem schlechten Eiweißstoffwechsel oder einen übermäßigen Konsum an Eiweißen, kann es zu horizontalen Falten auf den Wangen kommen. In diesem Fall achten Sie auf eine ausgewogene und abwechslungsreiche Ernährung. Um Eiweiß besser verstoffwechseln zu können, ist die Darmpflege wichtig. Unterstützen Sie den Darm, indem Sie probiotische Bakterien und fermentierte Produkte, inulinhaltige Lebensmittel und ätherische Öle, die als Nahrungsergänzung zugelassen sind, zu sich nehmen.[8]

---

8   Ausführlicher finden Sie Tipps zur Darmpflege ab S. 53.

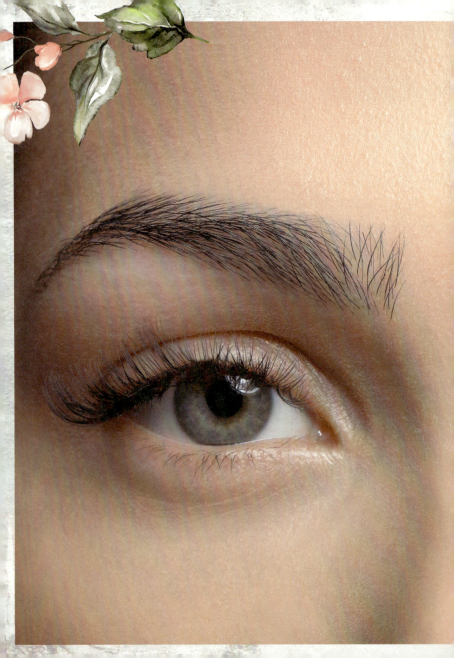

Regionen des Gesichts

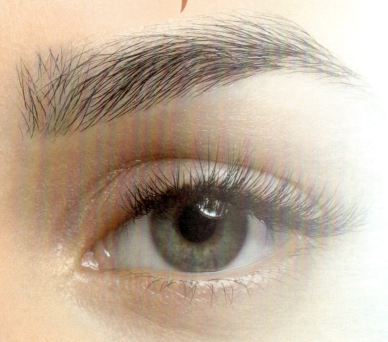

Die Regionen des Gesichts und ihre Zeichen

Augenbrauen

Die Augenbrauen zeigen uns die geistige und körperliche Kraft, die in uns steckt. Grundsätzlich neigen Männer zu stärkeren Augenbrauen als Frauen. Das bedeutet nicht, dass Männer immer mehr Kraft haben, sondern, dass Frauen mit durchschnittlicher Augenbrauenbehaarung genauso viel Kraft haben wie Männer mit kräftigen Brauen.

Dünnen die Brauen am äußeren Rand plötzlich aus, spricht das für eine Fehlfunktion der **Schilddrüse.** Diese ist ein hormonproduzierendes Organ im Hals, das uns mit Lebenskraft versorgt. Erste Anzeichen für eine Dysbalance sind Müdigkeit und Schlappheit. Diese Symptome werden oft durch Mittagsschlaf, erhöhten

Kaffeekonsum oder einen anderen Tagesrhythmus aufgefangen. Doch sie sind ein Anzeichen dafür, dass der Körper zu erschöpft ist, um den Alltag ohne diese Maßnahmen zu bewältigen. Häufig findet der Arzt keine Abweichung der Normwerte im Blut. Trotzdem geht es uns nicht gut, und wir sollten uns unsere Schilddrüse genauer ansehen.

Die Schilddrüse steht auch mit seelischen Themen im Zusammenhang, z. B. »die eigene Wahrheit leben«. Wenn wir uns nun ein anderes Leben wünschen, als wir es führen, beispielsweise ein Büro mit einem Kollegen teilen, mit dem wir nicht so gut zurechtkommen, aber um des lieben Friedens willen versuchen wir es tagein, tagaus, kann das die Schilddrüse stressen und zu einer Fehlfunktion führen. Ein weiteres Schilddrüsenthema ist »die eigene Bestimmung leben«. Das ist eine große Herausforderung für viele, denn es heißt, seine Bestimmung zu entdecken und dann auch den Mut zu haben, dieser zu folgen.

Da die Schilddrüse an vielen Körperfunktionen beteiligt ist und Einfluss auf Herz, Kreislauf, Verdauungssystem, Nerven und Sexualorgane hat, ist es auch ohne Fehlfunktion sinnvoll, sie zu pflegen. Um die Schilddrüse in ihrer Balance zu unterstützen, sind **Myrrhe** und **Myrte** geeignet. [9]

---

[9] Auch die Bücher von Sabine Hauswald geben hier viele wertvolle Inspirationen und fundiertes Grundwissen: »Die Schilddrüse – Funktionsstörungen ganzheitlich begegnen« und »Hormone bewegen mein Leben«.

Da beide ätherische Öle hautpflegend wirken, können Sie Gesundheit und Beauty verbinden: Mischen Sie ätherisches Myrrhe- und Myrteöl, und pflegen Sie Ihr Gesicht damit. Die ätherischen Öle gelangen über die Haut ins Blut und werden dort an ihren Zielort transportiert. Sie können das Öl auch an Hals und Dekolleté auftragen und im Bereich der Schilddrüse sanft einmassieren.

Extra-Beauty-Tipp

Verwenden Sie bei dieser Anwendung einen Rosenquarz-Gesichtsroller, um den Beauty-Effekt noch zu intensivieren. Dafür mischen Sie die ätherischen Öle von Myrrhe oder Myrte mit etwas neutralem Trägeröl. Besonders geeignet ist das kostbare Arganöl. Tragen Sie die Ölmischung im Gesicht und am Hals auf, und arbeiten Sie mit dem Rosenquarz-Roller nach. Der Rosenquarz-Roller hinterlässt ein angenehmes, kühles Hautgefühl. So kommen die Qualitäten von Edelstein, Arganöl und den ätherischen Ölen zusammen für ein strahlendes Gesichtsbild und Harmonie im Hormonhaushalt!

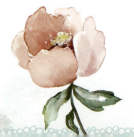

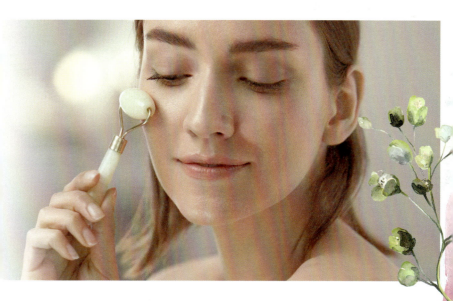

Viele von uns verbringen viel Zeit des Tages im Sitzen: am Arbeitsplatz, im Auto oder Zug, vor dem Fernseher oder Computer. Dadurch klemmen wir die Versorgung der Keimdrüsen ab. Sie können durch einfache Übungen die Durchblutung ankurbeln, und davon profitiert auch die Schilddrüse:

- Strecken Sie im Sitzen die Beine aus, und ziehen Sie die Zehen zum Körper hin. Halten Sie die Spannung, und lassen Sie sie wieder los. Wiederholen Sie den Ablauf für 1 Minute. Diese Übung ist gut für den Unterleib und für die Venen.
- Setzen Sie sich etwas vom Tisch weg, und ziehen Sie die Knie wechselseitig in Richtung Brust hoch.
- Heben Sie beim Gehen oder Treppensteigen die Knie etwas höher als üblich.

Das komplette Drüsensystem, speziell die Schilddrüse und die Nebenniere, unterstützt eine Kombination aus **Grüner Minze, Deutscher Kamille, Myrte, Geranie, Salbei** und **Muskatnuss**. Tragen Sie die Ölmischung auf die Reflexzonen oder direkt auf Höhe der Schilddrüse und auf Höhe der Nebennieren im unteren Rückenbereich auf.

Leber und Schilddrüse sind eng miteinander verbunden, denn die Umwandlung der Schilddrüsenhormone geschieht in der Leber. Deshalb unterstützt eine Entlastung der Leber auch die Schilddrüse.

Die Augenbrauen zeigen uns auch die Leberenergie. Die **Leber** liegt rechts unter dem Rippenbogen. Es heißt, die Leber sei der Ursprung der Lebendigkeit und Kraft, sie gebe dem Körper und der Seele Harmonie und Ausgleich. Wenn es der Leber gut geht, geht es uns gut. Die Leber ist ein stiller Zeitgenosse, denn wir bemerken dieses Organ kaum. Es schlägt nicht wie das Herz, rumort nicht wie der Darm, trotzdem arbeitet es ständig. Die Leber entgiftet unseren Körper nicht nur auf der physischen, sondern auch auf der emotionalen Ebene. Und sie ist das einzige Organ, das sich selbstständig reparieren kann, wenn Zellen geschädigt sind.

Dünne Augenbrauen zeigen an, dass Ihre Leberenergie, die Kraft des Körpers und der Seele, nicht so stark ist und Sie kräfteschonend leben sollten. Hatten Sie früher starke Augenbrauen, wachsen sie jetzt nach dem Zupfen aber nicht mehr nach, bedeutet das, dass die Leber sich zu sehr um andere »Baustellen« im Körper kümmern muss. Hier bedarf es einer Unterstützung des Organs.

Wie bereits erwähnt, helfen die ätherischen Öle von **Rosmarin, Grapefruit, Blauem Rainfarn, Strohblume, Geranie, Fenchel** und **Römischer Kamille** der Leber auf körperlicher Ebene.
Um emotionalen Ballast abzuwerfen, eignet sich eine Kombination aus **Ylang Ylang, Sandelholz, Lavandin, Geranie** und **Blauem Rainfarn**. Tragen Sie diese Ölmischung rechts unterhalb des Rippenbogens auf, direkt über der Leber. Den Rest reiben Sie unter die Nasenlöcher, um den Duftimpuls noch länger an das Gehirn abzugeben. Das Zusammenspiel der verschiedenen Pflanzenwirkstoffe hilft Ihnen, alte Wut zu lösen und vorhandene Traumata aus der Erinnerung zu löschen. Die Wirkbestandteile der ätherischen Öle, besonders die Gruppe der Sesquiterpene, sind hierzu in der Lage.

Tipp: Aura-Sprays

Bei ätherischen Ölen, die auf der emotionalen Ebene wirken sollen, können Sie mit Aura-Sprays auf einer subtileren Ebene arbeiten. Geben Sie dafür in ca. 20 ml gereinigtes Wasser 3–5 Tropfen ätherisches Öl. Um die Haltbarkeit zu erhöhen, mischen Sie noch 5 Tropfen Wodka hinein. Füllen Sie die Mischung in eine Sprühflasche, und schütteln

Sie sie vor der Anwendung kräftig. Geben Sie dann über dem Kopf mehrere Sprühstöße ab. Gerade, wenn uns Emotionen im Griff haben, wirkt diese Anwendung klärend auf das Energiefeld ein.

Viele Menschen bemerken, dass ihre Augenbrauen im Alter dünner werden. Das kann mehrere Gründe haben: Ernährung, ständige Überlastung oder auch das Schlafverhalten. Die Leber regeneriert sich am besten im Liegen, vor allem bei einem guten Schlaf. Was einen guten Schlaf ausmacht, darüber streiten sich die Gelehrten. Aber eine nicht unterbrochene Nachtruhe von 6–8 Stunden sollte es schon sein.

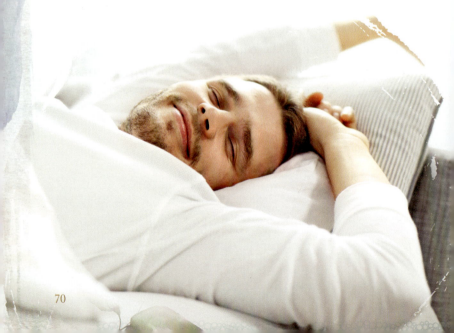

Ätherische Öle, die den erholsamen Schlaf fördern, sind **Lavendel, Weihrauch, Sandelholz, Schwarzfichte, Balsamtanne, Zedernholz** und **Vetiver.** Beduften Sie das Schlafzimmer z. B. mit einem Ultraschallvernebler. Stellen Sie ihn ca. 10 Minuten vor dem Zubettgehen an, sodass Sie, wenn Sie sich hinlegen, gleich von einer angenehmen Duftwolke eingehüllt werden. Geben Sie alternativ 1 Tropfen ätherisches Öl auf die Fußsohle, und streichen Sie vor allem die Zehen aus. Das beruhigt und entspannt.

Sie können sich auch ein Kopfkissenspray herstellen und damit die Bettwäsche beduften. Mischen Sie 20 ml gereinigtes Wasser, 5–7 Tropfen **Lavendelöl** und 5 Tropfen Wodka in einer Sprühflasche. Geben Sie vor dem Zubettgehen einige Sprühstöße auf die Bettwäsche. Besonders auf Reisen hilft das, in einem fremden Bett leichter in den Schlaf zu finden.

Geben Sie 1 Tropfen **Sandelholzöl** in etwas Trägeröl oder eine giftfreie Nachtcreme, und streichen Sie sich das Öl oder die Creme auf die Stirn. Das pflegt die Zirbeldrüse und bewirkt einen wesentlich tieferen Schlaf.

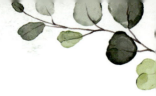

Xanthelasmen

Eine Leberbelastung zeigt sich nicht nur an den Augenbrauen, sondern auch in den sogenannten Xanthelasmen. Das sind Fetteinlagerungen in der Haut, die scharf begrenzt und meist gelblich, rötlich oder weißlich gefärbt sind. Man findet sie hauptsächlich um die Augen herum, am Ober- oder Unterlid.

Treten Xanthelasmen auf, war die **Leber** über einen längeren Zeitraum hinweg überlastet und konnte das Fett nicht mehr adäquat verstoffwechseln. Deshalb hat sie es in Zellen eingelagert – nicht nur um die Augen herum, sondern im ganzen Körper. Man sieht es bloß am besten an den Lidern, weil die Haut dort so dünn ist.

Wenn Sie beobachten, dass sich ein Xanthelasma bildet, sollten Sie sofort reagieren und Ihren Stoffwechsel optimieren, indem Sie abwechslungsreicher essen und sich genau ansehen, welche Arten von Fetten Sie zu sich nehmen. Auch der Zuckerstoffwechsel sollte unter die Lupe genommen werden, denn wenn Sie zu viel einfache Zucker und Kohlenhydrate konsumieren, kann sich eine Fettleber entwickeln. Eine Fettleber hat nicht unbedingt etwas mit dem Körpergewicht zu tun, obwohl Übergewichtige eher dazu neigen. Xanthelasmen sind auf jeden Fall ein Signal, dass die Leber mit dem Fettstoffwechsel Schwierigkeiten hat und Sie sich darum kümmern sollten. Holen Sie sich dazu therapeutische Hilfe, um schnell agieren und korrigierend eingreifen zu können.

Um den Fettstoffwechsel anzukurbeln, eignen sich besonders die Zitrusöle von **Grapefruit** oder **Zitrone.** Vor allem Zitrone kann auch gut in Kapselform eingenommen werden. Füllen Sie eine Kapsel mit 5–7 Tropfen Zitronenöl, das für die innere Einnahme zugelassen ist, mit etwas Olivenöl und 1 Tropfen **Pfefferminz-** oder **Grüne-Minze-Öl.** Nehmen Sie die Kapsel vor dem Zubettgehen ein. Die Zitrusöle wirken stark reinigend und lösen Mikroplastik. Damit Sie die im Körper gespeicherten petrochemischen Stoffe auch ausleiten können, ist das Minzöl enthalten. Auch das ätherische Öl der **Goldrute** entlastet die Leber.

Leider bilden sich Xanthelasmen in den seltensten Fällen zurück. Sie sind eine bleibende Erinnerung an die schwere Zeit der Leber. Aber sie können sich nach einer Behandlung weniger intensiv zeigen.

Jeder von uns putzt von Zeit zu Zeit seine Wohnung. Genauso brauchen auch unsere inneren Organe manchmal einen »Hausputz«. Dafür gibt es Kräuterpulver mit Bitterstoffen und ätherischen Ölen. In unserem modernen Leben sind wir mit vielen Giften konfrontiert. Eines dieser Gifte ist auch Zucker. Für die Leber bedeutet es Stress, damit umzugehen. Sie liebt hingegen leicht bittere Salate wie Radicchio, Chicorée und Wildkräuter.
Geht es Ihrer Leber gut, dann fühlen auch Sie sich gleich viel kraftvoller und vitaler.

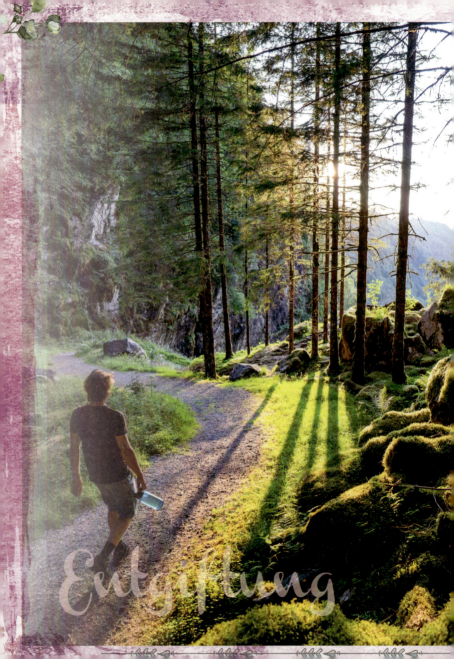

Exkurs

Stadien der Entgiftung

———

Wenn Sie das Gefühl haben, es muss sich etwas verändern, dann steht eine Entgiftung an. Heutzutage sind wir im Alltag mit vielen Umweltgiften konfrontiert. Zum Teil tragen wir diese Gifte schon viele Jahrzehnte in uns. Wenn sie nun hochgeholt werden, sind sie erst einmal giftiger als der ursprünglich eingelagerte Stoff. Daher kann es vorkommen, dass es in der Folge der Ausleitung zu Reaktionen auf der Haut kommt, denn wenn die inneren Organe überlastet sind, werden die Giftstoffe als Notlösung über die Haut ausgeschieden. Es kommt zu Pickeln, Rötungen, Kopfschmerzen, Müdigkeit etc.

Machen Sie daher nicht zu viel auf einmal. Grundsätzlich ist eine Entgiftung Stress für die entgiftenden Organe. Denn neben dem »Tagesgeschäft« müssen sie die Altlasten bewältigen. Erst einmal sollten Sie Nieren und Leber entlasten. Hier können Brennnesseltee für die Nieren und Artischocke für die Leber hilfreich sein.

Detox-Phase 1

Die gelösten Toxine werden neutralisiert und zur Gallenblase geleitet (wenn Sie keine Gallenblase mehr haben, zur Leber). Manche Toxine werden wasserlöslich gemacht und über den Harn durch Nieren und Blase ausgeschieden. Die Zwischenprodukte, die bei der Entgiftung entstehen, sind sehr giftig und stark oxidativ, also aggressive freie Radikale. Um eine zu schnelle Entgiftung etwas zu hemmen, empfehlen sich Grapefruitsaft, Kurkuma, Mariendistel, Zwiebeln und die ätherischen Öle von **Nelke** und **schwarzem Pfeffer**. Eine »Goldene Milch« puffert den Entgiftungsprozess ab.[10]

Den Vorgang beschleunigen und den Körper somit überfordern eine eiweißreiche Ernährung, Genussgifte wie Alkohol, Nikotin, Kaffee, gegrilltes Fleisch, chemische Reinigungsmittel, die Vitamine B12 und B2, Magnesium und Eisen. Um mit den Zwischenprodukten der Entgiftung besser umgehen zu können, unterstützen Sie die Ausleitung mit Alpha-Liponsäure, an die sich Gifte binden. Der Körper produziert mit dem Glutathion selbst ein starkes Antioxidans. Die körpereigene Glutathionbildung können Sie mit den ätherischen Ölen von **Orange** und **Limette** anregen. Vitamin C, Vitamin E und Wildkräuter wie Löwenzahn und Klettenlabkraut sind ebenfalls hilfreich, um die gelösten Gifte zu neutralisieren.

---

10   Wissenswertes und Rezepte zu dem ayurvedischen Kurkumatrank finden Sie in Karin Opitz-Krehers Buch »Goldene Milch«.

Detox-Phase 2

Anschließend geht es darum, die vorbereiteten Gifte endgültig zu eliminieren. Hier sind vor allem schwefelhaltige Nahrungsergänzungen und Aminosäuren sehr hilfreich.
Die Vitamine von B1, B2, B5 und B6 sowie Magnesium, Eisen, Kupfer, Zink und Molybdän fördern den Prozess der Ausleitung in dieser Phase.

Detox-Phase 3

Die gebundenen Gifte werden über Atmung, Schweiß, Urin und Stuhl ausgeleitet. Deshalb ist moderate Bewegung, die Sie zum Schwitzen bringt, sinnvoll. Gleichzeitig wird die Atmung dadurch angeregt. Laufen Sie möglichst an der frischen Luft, vielleicht sogar im Wald.

Um den Körper zu entlasten, ist es wichtig, in den Bereichen, in denen man selbst einen Einfluss darauf hat, die Gifte auf ein Mindestmaß zu reduzieren. Das geht bei der Ernährung und im Haushalt. Wenn Sie hier nachhaltig »entgiften«, werden Ihre Organe nicht immer wieder aufs Neue belastet. [11]

---
[11] Zahlreiche Tipps für giftfreie Reinigungs- und Hygienemittel finden Sie in Karin Opitz-Krehers Buch »Radikal ganzheitlich entgiften«.

Oberlider

In der Antlitzdiagnose stehen die Oberlider für den Bereich des **Herz-Kreislauf-Systems.** Das Herz ist unsere Pumpe und lässt das Blut im Körper zirkulieren. Dadurch versorgt es uns mit Nährstoffen und Hormonen in den einzelnen Organen. Das Herz ist zudem der Ort, an dem wir spüren, wie es uns geht. Redewendungen wie »Mir ist es schwer ums Herz«, »Mein Herz springt vor Glück« oder »Ich habe Herzschmerz« weisen darauf hin. Bei der Gesichtsdiagnose muss daher immer zwischen körperlichen und emotionalen Ursachen unterschieden werden.

Sind die Oberlider über einen längeren Zeitraum geschwollen, zeigt dies an, dass das Herz zu kämpfen hat. Daraus muss kein organisches Problem entstehen, aber das Herz hat leider nicht die Begabung der Leber, sich selbst zu reparieren. Oft berichten Betroffene, dass diese Schwellung in der Familie liegt. Das bedeutet aber nicht, dass sie nichts dagegen tun können.

Gerade im Sommer kommt es vermehrt zu Oberlidschwellungen. Wenn es heiß wird und wir versäumen, genügend Wasser zu trinken, wird das Blut »dick« und kann nicht gut fließen, sodass das Herz noch mehr zu pumpen hat. Kontrollieren Sie auf jeden Fall Ihre Trinkmenge, und trainieren Sie Ihr Herz-Kreislauf-System mit moderatem Ausdauersport.

Geben Sie 1 Tropfen **Zitronenöl** in 1 Liter stilles Wasser. Vielen Menschen schmeckt pures Wasser einfach nicht. Mit ätherischem Öl rutscht es viel leichter, und es gelingt besser, auf die erforderliche Trinkmenge zu kommen. Zitrone unterstützt zudem die Mikrozirkulation des Blutes und damit den Sauerstofftransport in die Kapillaren.

Um sich beim Sport zu unterstützen, tragen Sie 1 Tropfen **Pfefferminzöl** auf die Brust auf. Dadurch erhöht sich die Atemkapazität. Dem Herz hilft generell **Goldrute.** Das ätherische Öl wirkt sich blutdrucksenkend aus. Der Name »Goldrute« ist für Männer übrigens durchaus wörtlich zu nehmen, denn wenn die Durchblutung besser ist, wirkt sich das auf andere sensible Körperbereiche aus. Zur emotionalen Entlastung des Herzens ist die **Rose** das beste ätherische Öl. Oft gibt es zwei Lager: diejenigen, die den Duft lieben, und diejenigen, denen er einfach stinkt. Wenn ätherische Öle für uns schlecht riechen, rührt das daher, dass die Moleküle auf Toxine im Körper stoßen und die Reinigungsprozesse unangenehme Stoffe im Körper freisetzen. Sind wir emotional verletzt, was auch in gewisser Weise eine Vergiftung ist, dann stinken uns vor allem die Blütenöle. Wollen Sie sich dem Thema stellen, wenden Sie Ihre »Stinkeöle« bewusst an. Geben Sie sich das ätherische Öl über mehrere Wochen täglich mithilfe eines Roll-ons auf die Fußsohlen, und beobachten Sie, wie sich die Duftwahrnehmung verändert.

Schlupflider

Man spricht von einem Schlupflid, wenn das Augenlid bei geöffnetem Auge nicht oder nur teilweise sichtbar ist, weil es von erschlafften Hautpartien über dem Auge verdeckt wird. In der chinesischen Medizin geht man davon aus, dass es sich bildet, weil man sich selbst stark kritisiert oder von anderen kritisiert wird. Wir leben in einer stark schul- und leistungsorientierten Gesellschaft, spätestens ab dem 6. Lebensjahr gehen wir zur Schule und werden ständig verbessert, verglichen und bewertet. Durch Fragen wie »Warum hast du das nicht verstanden?« oder »Warum hast du nicht gefragt?« fördern wir die Selbstkritik. Ist der Schüler oder die Schülerin noch schüchtern oder feinfühlig, entsteht ein Kreislauf, dem er oder sie nicht leicht entrinnen kann.

Es gibt auch Berufe, die immer im Fokus der Kritik stehen, wie Lehrer, Politiker, Heilpraktiker oder Polizist. Auch wenn man einen dominanten Vorgesetzten hat, dem man nichts recht machen kann, der an allem herumkritisiert, kann dies zu Schlupflidern führen.

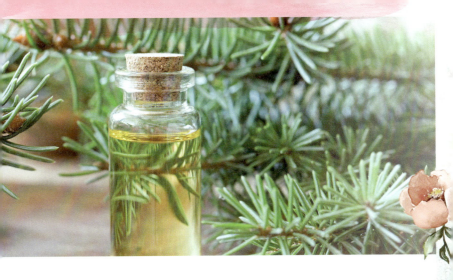

Wie können Sie sich von Selbstzweifeln lösen? Hier helfen die Baumöle von **Schwarzfichte, Balsamtanne, Zedernholz** und **Blaufichte.** Wenn wir gut geerdet auf beiden Beinen stehen, unsere Wirbelsäule aufgerichtet und der Kopf nach oben »angeschlossen« ist, strahlen wir Selbstsicherheit aus. Genau dies bewirken Baumöle, da sie die Verwurzelung und Aufrichtung fördern.

Unser Umfeld wird uns anders begegnen, wenn wir Selbstsicherheit ausstrahlen. Nehmen Sie sich jeden Tag vor, die beste Version Ihrer selbst zu sein und das Bestmögliche zu geben. Dann sind Sie nicht mehr angreifbar, weil Sie sich selbst nichts vorzuwerfen haben. Sie machen die Dinge so gut, wie es jetzt eben geht.

Die Körpersprache bzw. die Körperhaltung hat einen großen Einfluss darauf, wie wir uns fühlen. Solange wir den Kopf hängen lassen, werden wir uns klein und deprimiert fühlen. Und damit laden wir andere ein, an uns herumzunörgeln. Haben wir hingegen eine aufrechte, klare Haltung, sind wir auch selbstbewusster, mutiger und gelassener. Das ist genau das Gefühl, das wir nach einem schönen Spaziergang durch den Wald haben. Alles, was uns nicht mehr dienlich ist, fällt einfach von uns ab. Unsere Fußsohlen sind unsere Wurzeln, sodass wir gut geerdet durch den Tag gehen und auf unerwartete Situationen und Kritik souverän reagieren, statt uns aus der Balance bringen zu lassen. Daher sind die Baumöle unsere Helfer bei mangelndem Selbstbewusstsein.

Tipp: Auf Gespräche einstimmen

Wenn Sie ein wichtiges Gespräch vor sich haben (Mitarbeitergespräch, Gerichtstermin, Geschäftsmeeting, Präsentation), bei dem eine selbstsichere Ausstrahlung wichtig ist, verreiben Sie kurz vorher 1 Tropfen eines **Baumöles,** zwischen den Händen, und streichen Sie es auf die Fußsohlen. Atmen Sie den Duft 4–5 Atemzüge lang bewusst von den Händen.

Stellen Sie sich dabei vor, wie Wurzeln aus Ihren Fußsohlen in den Mittelpunkt der Erde wachsen. Gehen Sie mir Ihrer Aufmerksamkeit nun von den Fußsohlen zu den Knöcheln, zu den Knien, zum Becken und jeden Wirbel der Wirbelsäule von unten nach oben entlang. Spüren Sie, wie Sie Ihr Gewicht gleichmäßig auf beide Füße verteilen.

Stellen Sie sich nun vor, dass am obersten Punkt Ihres Schädels eine goldene Schnur angebracht ist und Ihren Kopf sanft nach oben zieht. Sie merken, wie Sie automatisch die Schultern etwas zurücknehmen und sich der Brustkorb öffnet. Sie strahlen Präsenz aus. Sie riechen den Duft des Baumöles und merken, wie Sie grünes, strahlendes Licht umhüllt.

Ich, Karin, hatte einmal ein Gespräch vor mir, bei dem mir mein Arbeitgeber ein Angebot machte, von dem ich nicht ganz überzeugt war. Ein Kollege, mit dem ich vorher auf gleicher hierarchischer Stufe gearbeitet hatte, wurde mein Vorgesetzter, und sein Verhalten hatte sich so verändert, dass ich mich sehr unwohl fühlte. Bewusst entschied ich mich, die Schwarzfichte vor dem klärenden Gespräch aufzutragen. Dieser Baum hat 14 Meter tiefe Wurzeln. Vor dem Gespräch war ich aufgeregt, und beim Duft der Schwarzfichte wurde ich nach und nach ruhiger und souveräner. Nach dem Gespräch war mir klar, dass meine Zeit bei dem Unternehmen abgelaufen war und ich eigene Wege gehen musste. Das ätherische Öl hat mir in dieser Phase geholfen, an mich zu glauben, gut geerdet zu sein und einen Schritt nach dem anderen zu tun.

Augen

Die Augen sind das Tor der Seele, sagt man. An den Augen eines anderen können wir ablesen, ob es ihm gut geht, er begeistert ist, verliebt oder krank. In der Traditionellen Chinesischen Medizin sieht man in den Augen das »Shen«, was am einfachsten als »Seele« übersetzt werden kann. Wenn die Augen vor Freude strahlen, leuchtet also auch die Seele. Ein unehrliches Lächeln erkennt man daher auch an den Augen, die nicht mitlächeln.

Wenn man krank ist, sind auch die Augen matt, und die Seele will sich unter eine warme Decke verziehen. Beobachten Sie nun, dass Ihre Augen an **Glanz verloren** haben, stellen Sie sich die Frage, ob Sie gerade eine stressige Phase durchleben, die zu Ende gehen wird, oder ob es ein Dauerzustand ist. Dann bedarf es einer Unterstützung von außen. Fehlt den Augen der Glanz und fühlen Sie sich innerlich »vergiftet«, kann eine Reinigung von Leber, Nieren und Darm helfen. Wenn Sie die Nieren entlasten möchten, ist es immer sinnvoll, zeitgleich auch die Leber zu unterstützen. Dazu finden Sie einige Vorschläge auf Seite 69. Wie Sie dem Darm etwas Gutes tun, lesen Sie auf Seite 52.

Nehmen Sie 1–2 Tropfen ätherisches **Wacholderöl** auf die Hände, eventuell mit etwas Trägeröl vermischt, und massieren Sie es am

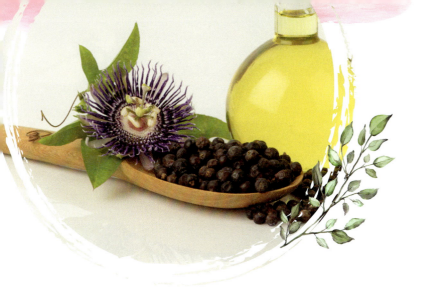

Rücken in der Nierengegend ein. Um die Nieren zusätzlich anzuregen, machen Sie anschließend eine lockere Faust, und bearbeiten Sie den unteren Rücken mit den Daumen nach außen in kräftigen, kreisenden Bewegungen. Streichen Sie die Nierengegend anschließend 3-mal nach unten und nach oben aus.

Trinken Sie reinigende Kräutertees und ausreichend qualitativ hochwertiges Wasser, das Sie mit 1 Tropfen ätherischem Öl pro Liter veredeln, z. B. **Zitronenöl.**

Auch das ätherische Öl der **Grapefruit** pflegt die Nieren. Tragen Sie es auf die Reflexzonen der Nieren an den Füßen oder an den Händen auf, und streichen Sie es zur Reflexzone der Blase hin aus.

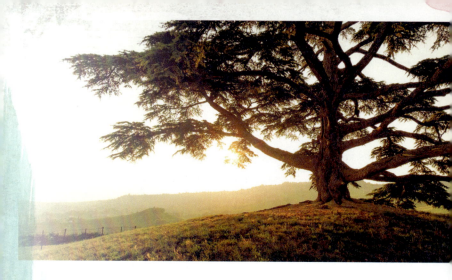

Die Niere hängt emotional mit allen Themen rund um Beziehungen zusammen. Das muss nicht die Beziehung zum Partner sein, es geht auch um die Beziehung zu sich selbst, zu den Kindern oder zu den Eltern. Wenn es hier unausgesprochene Themen gibt, kann uns das »an die Nieren gehen«. Das passende ätherische Öl hängt vom zugrunde liegenden Konflikt ab.

Über eine Ernährung, die frisch, bunt und selbst zubereitet ist, können Sie Leber, Nieren und Darm entlasten. Bereiten Sie z. B. einen frischen Saft aus Stangensellerie, Apfel, Ingwer und Zitrone zu, und geben Sie 1 Tropfen **Zitronenöl** hinein. Dieser Saft reinigt die Nieren und die Blase und spült auch Umweltgifte aus dem Körper.

Wenn Ihnen der Stress den Glanz aus den Augen genommen hat, dann geht es darum, mehr Ruhe und Entspannung in den Alltag zu integrieren: Die ätherischen Öle von **Orange** und **Mandarine** senken die Cortisolausschüttung, das von **Lavendel** entlastet die Nerven, von **Balsamtanne, Schwarzfichte, Blaufichte** und **Zedernholzholz** bietet einen kleinen olfaktorischen Waldspaziergang, wenn für den echten gerade keine Zeit ist. **Weihrauch-** und **Sandelholzöl** helfen am Abend, zur Ruhe zu kommen und mehr Gelassenheit zu entwickeln. Ist der Stress zum Dauerzustand geworden, müssen Sie vor allem den Mut zu Veränderungen aufbringen. Wir sind manchmal so eingefahren in unserem Trott, dass etwas neu auszurichten ein zu großes Wagnis zu sein scheint. Arbeiten Sie dann mit den Baumölen. Sie fördern die Verwurzelung, den Mut und die Neuausrichtung. Wenn Sie regelmäßig z. B. **Zedernholz** anwenden, kommen Sie leichter ins Tun. Das liegt daran, dass das Öl ein pflanzliches Testosteron enthält und dadurch die Aktivität pusht.

Mit Zitrusölen laden Sie Freude und Leichtigkeit in Ihr Leben ein. Ich, Karin, erlebe immer wieder, dass beim Duft von **Zitrone** und **Orange** die Laune augenblicklich steigt und Menschen in schönen Erinnerungen schwelgen, z. B. an Zitronenhaine in einem Urlaub im Süden, Kuchenbacken mit der Oma, Limoncellotrinken bei einem schönen Sonnenuntergang. Solche positiven Geruchsprägungen können wir nutzen, um uns in herausfordernden Phasen aufzurichten, denn unser limbisches System verknüpft Düfte mit Emotionen. Mit dem passenden ätherischen Öl können wir daher bestimmte Gefühle in uns wachrufen.

Auf emotional-seelischer Ebene sind die Blütenöle, z.B. **Rose, Ylang Ylang** und **Geranie,** unsere Helfer. Die kostbaren Öle werden jedoch von vielen Menschen im ersten Moment als unangenehm empfunden. Das liegt daran, dass die emotionale Seite in unserer westlich zivilisierten Welt oftmals in Schieflage geraten ist. Wir funktionieren, und die eigenen Bedürfnisse werden weit hinten angestellt. Viele wollen niemandem zur Last fallen, indem sie klagen und ihren Gefühlszustand nach außen tragen. In südlichen Ländern werden Trauer und Anspannung viel stärker kommuniziert, aber auch Lebensfreude und Leidenschaft erhalten viel mehr Raum in der Öffentlichkeit.

Gerade **Rosenduft** wird oft als unangenehm wahrgenommen. Schaut man sich dann die Lebensgeschichte an, fällt auf, dass oft nicht genug Raum für die innere Frau bleibt. Die intuitive, gefühlvolle Seite wird unterdrückt, weil im Alltag der innere Mann mit Analytik und Aktion gefordert ist. Die Blütenöle können dann eine kleine Duftoase im Alltag sein, die uns in Erinnerung ruft, uns selbst etwas Gutes zu tun. Erst wenn Sie sich selbst lieben, können Sie auch anderen Liebe geben. Tragen Sie das Rosenöl auf die Herzgegend auf. Eine weniger intensive (und günstigere) Alternative ist **Geranienöl,** das sich zusätzlich balancierend auf das Nervenkostüm auswirkt. **Ylang Ylang** hilft, die männlichen und die weiblichen Anteile in uns auszugleichen.

Tipp: Innerer Mann und innere Frau in Balance

Um Ihre männlichen und Ihre weiblichen Aspekte in Balance zu bringen, mischen Sie je 3–5 Tropfen **Rosen-** und **Zedernholzöl** in 20 ml Trägeröl als Massageöl an. Es ist ein besonderes Erlebnis, mit dieser Mischung eine Ganzkörpermassage zu bekommen, das sich wie eine innere Hochzeit anfühlt, weil beide Anteile in die Balance kommen. Diese Anwendung schwingt noch einige Tage nach.

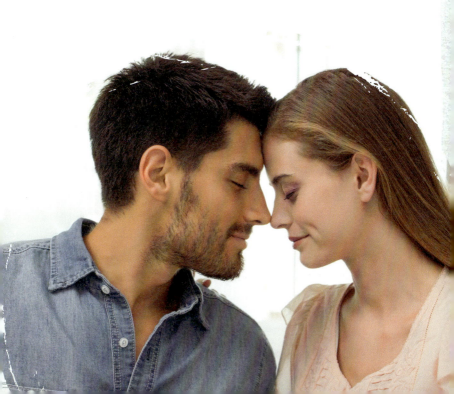

Genauso wichtig ist es, die eigenen Talente und Stärken zu entfalten. Sonst bewältigen wir unseren Alltag, leben jedoch weit entfernt von unserem Seelenplan. Auch dadurch verschwindet das Strahlen aus unseren Augen. Die regelmäßige Anwendung von ätherischen Ölen macht Sie mutiger, schenkt Ihnen Vertrauen ins Leben und hilft Ihnen, sich selbst neu kennenzulernen. Auch das Gehirn arbeitet schneller und lösungsorientierter, die Intuition klarer. Wenn ich, Karin, bedenke, dass ich in meinem früheren Leben Bankkauffrau war, erlebe ich heute viel mehr Erfüllung im Tun und lebe meine Berufung.

Die **Pupille** können wir nicht bewusst steuern. Bei grellem Licht verkleinert sie sich, und bei Dunkelheit wird sie größer. Doch auch psychische Faktoren haben hierauf einen Einfluss. Wenn wir etwas voller Begeisterung erzählen, werden unsere Pupillen normalerweise groß und offen. Wenn Sie von Ihren Träumen und Visionen sprechen, achten Sie auf die Pupillen Ihres Gegenübers. Sind sie weit, ist es voll dabei. Wenn auf der sachlichen Ebene über etwas gesprochen wird, verengen sich die Pupillen. Auf diese Weise können Sie mit einem Blick in den Spiegel auch selbst kontrollieren, wie enthusiastisch Sie in einer Angelegenheit sind. Wenn Sie mehr Schwung und Energie in ein Vorhaben bringen wollen, setzen Sie **Zedernholzöl** ein. Es unterstützt Sie darin, Ihre Visionen in die Tat umzusetzen. Es enthält auch ein Phytotestosteron, das Ihre Aktivität pusht.

Unterlider

Der Bereich der Unterlider wird den ableitenden Organen **Blase** und **Nieren** zugeordnet. Wenn es hier zu Schwellungen kommt, bedeutet das nicht gleich, dass Sie an einer Niereninsuffizienz oder einem Nierenversagen leiden. Aber Blase oder Nieren sind in irgendeiner Form geschädigt worden. Die Nieren entfernen giftige Stoffe aus dem Körper, z. B. Abbauprodukte des Eiweißstoffwechsels. Sie regulieren den Wasser- und Elektrolythaushalt und auch den Blutdruck und den pH-Wert im Blut, indem sie den Salz- und Wassergehalt steuern. Unsere zwei Nieren haben also ein umfangreiches Aufgabengebiet.

Wenn es zu Schwellungen der Unterlider kommt, reicht die Trinkmenge wahrscheinlich nicht aus. Wie gesagt, sollte jeder Mensch täglich 30–40 Milliliter Wasser pro Kilogramm Körpergewicht aufnehmen, also 2–3 Liter. Die Nieren mögen es gern warm, deswegen können Sie ihnen etwas Gutes tun, indem Sie warmes Wasser trinken. Wasser kann der Körper gleich verwerten, aus Tee oder aus Saft muss er das Wasser erst herausfiltern, was zusätzliche Energie kostet.

Die Unterlider können anschwellen, wenn Sie den Harn immer wieder zu lange anhalten. Es kommt dadurch zu einer Stauung in den ableitenden Organen. Es gibt Berufe oder Lebenssituationen,

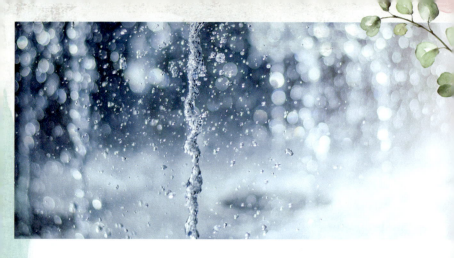

die ein regelmäßiges Wasserlassen nicht zulassen, z. B. bei langen Fahrten oder an der Kasse oder Rezeption. Die Lösung ist dann nicht, weniger zu trinken, denn das ist nicht vorteilhaft für die Nieren, sondern, solange man nicht Dienst hat, bei jedem leichten Harndrang auch auf die Toilette zu gehen.

Um die Niere zu unterstützen, ist **Wacholder** sehr geeignet. Ich, Karin, war einmal auf einer Konferenz, bei der auch über die verschiedenen Komponenten von Wacholderöl informiert wurde. Der Veranstalter reichte Duftproben von dem ätherischen Öl der Wacholderbeere, dem der Rinde, dem von dem Grün und dem von den Wurzeln herum. Alle Öle rochen nicht wirklich gut. Doch dann erhielten wir ein Öl, für das alle Teile gemeinsam destilliert worden waren, und das war sehr wohlriechend. Das zeigt einmal mehr, wie wichtig es ist, dass alle Wirkbestandteile der Pflanze im Öl enthalten sind.

Massieren Sie 1 Tropfen Wacholderöl auf dem Reflexpunkt der Niere auf der Fußsohle ein.
Verreiben Sie 1 Tropfen Wacholderöl in den Händen, und tragen Sie es in Nierenhöhe am unteren Rücken auf. Die Anwendung von Seite 85 aktiviert die Nieren zusätzlich.

Reichern Sie 1 Liter stilles Wasser mit 1 Tropfen **Zitronenöl** an, und trinken Sie es.

Um die Unterlidschwellung zu lindern, ist eine kühle Kompresse hilfreich. Geben Sie in kaltes Wasser 1–3 Tropfen **Lavendelöl,** tauchen Sie ein Gästehandtuch hinein, und wringen Sie es gründlich aus. Legen Sie die Kompresse für 3 Minuten auf die Augen und den Bereich der Unterlider.
Legen Sie mehrere Teelöffel ins Eisfach, und halten Sie sie bei Bedarf an den geschwollenen Bereich.
Um Stauungen ins Fließen zu bringen und den Lymphfluss anzuregen, ist die **Zypresse** unterstützend. Verteilen Sie 1–2 Tropfen Zypressenöl in den Händen, und legen Sie sie dann ins Gesicht. Klopfen Sie das Öl mit den Fingerkuppen sanft ein.

Ein gesunder Lebenswandel mit vitaler, frischer Nahrung, genug Wasser, wenig Alkohol, viel Bewegung an der frischen Luft, ausreichendem gutem Schlaf und ohne Nikotin wirkt sich günstig auch auf den Bereich des Unterlids aus. Verwenden Sie eine Schlafmaske, in die Magnete eingearbeitet sind. Zum einen schlafen Sie so wirklich im Dunkeln, und die Zirbeldrüse kann das Hormon Melatonin ausschütten. Zum anderen wirkt die Maske kühlend und entlastet den Unterlidbereich. Magnetenergie und ätherische Öle passen gut zusammen, denn durch Magnetismus wird das Gewebe besser durchblutet und versorgt. Haben Sie vorher 1 Tropfen ätherisches Öl mit den Fingerkuppen eingeklopft, wird es besser transportiert. Für die Abendpflege rühren Sie **Weihrauch** oder **Sandelholz** in eine giftfreie, natürliche Creme ein.

Unterlidschwellungen werden auch als ungeweinte Tränen interpretiert. Menschen, die sich in traurigen Situationen zusammenreißen mussten, können die Trauer so ausdrücken. Leider hilft es nicht, im Nachhinein zu weinen. Meist dauert es Jahre, bis sich diese Schwellungen wieder abbauen.
Wenn die Unterlidschwellung von ungeweinten Tränen herrührt, kann eine Kombination aus **Blumendüften** und **Zitrusaromen** helfen, die Freude wieder ins Leben einzuladen.

Mund

Der Mund steht für Nahrungsaufnahme, Kommunikation, Liebe und Sexualität. Es gibt so viele verschiedene Lippen und Münder wie Menschen, jeder ist individuell. Im Allgemeinen sagt man, dass, wer einen großen Mund hat, kommunikativ ist und große Essensportionen verträgt. Hat man einen kleinen Mund, ist man weniger gesprächig und sollte weniger essen. Eine dicke Unterlippe spricht gern über Materielles und verweist auf einen gut ausgeprägten Dickdarm. Eine dicke Oberlippe spricht lieber über Persönliches und deutet auf einen gut ausgeprägten Dünndarm hin. Somit kann man an den Lippen ablesen, wie es um die **Verdauung** bestellt ist. Wenn jemand schlecht drauf ist, sagt man umgangssprachlich auch: »Dem sitzt ein Furz quer.« Die Verdauung gehört wie Schlaf und Essen zu den Grundbedürfnissen des Menschen, und stimmt sie für längere Zeit nicht, werden wir ungenießbar. Eine Anpassung der Nahrungsaufnahme an die individuelle Konstitution hilft oft viel.

Wichtig ist auch, zu schauen, in welchem Teil des Darmes es Probleme gibt. Das Verdauungssystem beginnt im Mund und endet im Dickdarm. Genau genommen fängt es schon bei den Siebbeinzellen in der Nase an, denn mit ihnen registrieren wir den Geruch, woraufhin der Körper Verdauungsenzyme bildet. Über diese Zellen wirken auch ätherische Öle. Die ersten Enzyme werden dann schon beim Kauen im Mund hinzugefügt und über die Speiseröhre in den

Magen geschluckt. Hier liegt der Speisebrei unterschiedlich lange, je nachdem, wie viele Ballaststoffe er enthält und wie gründlich gekaut wurde. Vom Magen wird er weiter in den Zwölffingerdarm geleitet, den ersten Teil des Dünndarmes. Dort kommen weitere Verdauungsenzyme von der Leber/Galle und aus der Bauchspeicheldrüse hinzu, die den sauren pH-Wert der Magensäure neutralisieren. Auf dem Weg durch die 3–5 Meter Dünndarm wird der Speisebrei in seine Bestandteile Kohlenhydrate, Eiweiße, Fette, Vitamine, Elektrolyte und Wasser aufgeschlossen. Der letzte Teil des Dünndarmes ist auch für das Immunsystem verantwortlich.

Beobachten Sie einen Rückgang der Oberlippe, können Sie also schlussfolgern, dass der Dünndarm seine Aufgaben gerade nicht voll erfüllen kann. Es werden nicht mehr alle Nährstoffe aus den Lebensmitteln herausgespalten. Außerdem kann das Immunsystem überreizt sein, was zu übereilten oder falschen Immunantworten führt. Dann entwickeln Sie Allergien oder Unverträglichkeiten auf langjährig gut vertragene Lebensmittel.

Der Darm ist von Bakterien besiedelt, die wir für eine gute Verdauung brauchen. Mit eintönigem Essen oder zu wenigen Ballaststoffen hungern wir sie aus, wodurch die Darmflora zugrunde geht. Die richtigen Mikroorganismen sollten von außen wieder zugeführt werden. Eine Möglichkeit dazu sind fermentierte Lebensmittel oder Darmbakterien aus der Apotheke (z. B. »Omni-Biotic Stress Repair«).

Tipp: Schwung ins Verdauungssystem bringen

Verreiben Sie 1 Tropfen **Mandarinenöl** in den Händen, und riechen Sie den Duft von der Handfläche bewusst für 3–4 Atemzüge.
Legen Sie die Lippen locker aufeinander, und stellen Sie sich vor, Sie würden ein Didgeridoo spielen. Lassen Sie beim Ausatmen die Lippen vibrieren – so ähnlich wie ein Kind, das das Motorengeräusch eines Autos nachmacht. Wenn die Lippen sehr verspannt sind, ist es schwer, dieses Vibrieren zu erzeugen. Lenken Sie dann Ihre Aufmerksamkeit in die Lippen, und machen Sie sie in Ihrer Vorstellung ganz locker und entspannt. Lassen Sie die Lippen gut 1 Minute lang vibrieren, und spüren Sie danach, wie belebt und angeregt sich dieser Bereich nun anfühlt. Damit haben Sie die Verdauung angeregt und Stress abgebaut.
Diese Übung können Sie gut beim Autofahren machen. Dann werden die anderen Fahrer Sie auch nicht mehr so leicht nerven.

Generelle Darmpflegetipps finden Sie auf Seite 52.

Die Unterlippe symbolisiert den Dickdarm. Dieser ist mit 1,5 Metern kürzer als der Dünndarm. Seine Funktion ist, den Stuhl zu transportieren und zu lagern, bis er am Anus ankommt und dort abgelassen wird. Zudem bewerkstelligt der Dickdarm die Feinregulation des Elektrolythaushaltes, indem er Natrium-, Kalium- und Chloridionen aufnimmt und ausscheidet.

Leiden des Dickdarmes sind Hämorrhoiden und Durchfall oder Verstopfung. Auch diese können Sie an einer Veränderung der Unterlippe ablesen. Wenn Ihre Unterlippe kleiner, größer oder andersfarbig wird, werden Sie bald darauf auch eine Veränderung des Stuhls bemerken.

Man spricht manchmal davon, dass man »diesen Brocken nicht verdauen konnte«. So kann sich eine Situation im Leben, die Sie nicht so einfach wegstecken konnten, auf Magen und Darm auswirken.

Um das Verdauungssystem zu unterstützen, sind die ätherische Öle von **Fenchel, Patschuli, Ingwer, Pfefferminze, Estragon, Dill, Kardamom, Oregano** und Thymian hilfreich.

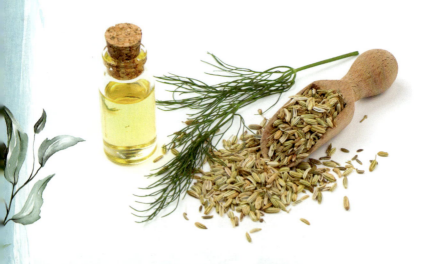

Sie können die ätherischen Öle nach eigenen Vorlieben anwenden:

- Tragen Sie 1 Tropfen um den Nabel herum auf. Besonders Pfefferminze sorgt auf diese Weise schnell für Ordnung, wenn der Bauch grummelt.
- Stellen Sie eine Verdauungsöle-Mischung zusammen, und füllen Sie diese in ein Roll-on-Fläschchen, um sie immer dabei zu haben.
- Mischen Sie das ätherische Öl mit etwas Trägeröl, und tragen Sie es im Verlauf des Dickdarmes auf. Vor allem bei Babys wirkt 1 Tropfen Fenchelöl in 1 EL Trägeröl sehr unterstützend, da sich das Verdauungssystem erst ausbilden und einspielen muss.
- Die ätherischen Öle können auch in Gerichten verwendet werden. Besonders Dill, Oregano, Thymian, Kardamom, Zimt und Rosmarin verleihen dem Essen ein feines Aroma und regen die Verdauungssäfte an.
- Bei Infektionen helfen Nelke, Thymian, Oregano, Zitronengras und Ingwer, das Bakterienmilieu in Schach zu halten.
- Geben Sie ein Einzelöl oder eine Mischung auf die Reflexzone des Verdauungssystems an den Füßen, und streichen Sie den Dünn- und Dickdarmverlauf der Reflexzone aus. Dies eignet sich auch hervorragend als kleine Partneranwendung.

Wenn die **Lippen rissiger** sind als sonst, ist das ein Zeichen dafür, dass der Darm zu wenig Feuchtigkeit hat. Sie sollten Ihrem Körper dann über eine längere Phase mehr Feuchtigkeit zuführen, und zwar in Form von Wasser. Häufig wird diskutiert, wie viel Wasser genug ist. Unabhängig davon ist aber sicher: Sind die Lippen trocken, trinken Sie eindeutig zu wenig. Laut einer Faustregel braucht jeder Mensch täglich 30–40 Milliliter Wasser pro Kilogramm Körpergewicht, das macht im Durchschnitt 2–3 Liter.

Geben Sie 1 Tropfen ätherisches Zitronenöl in 1 Liter stilles Wasser, und trinken Sie es nach und nach. Das Wasser wird dadurch süffiger, und gleichzeitig kurbelt das Öl die Entgiftung an. Daher sollten Sie zusätzlich Pfefferminze zum Ausleiten anwenden. Wenn sie Ihnen im Trinkwasser nicht schmeckt, da sie eher kühlend wirkt, tragen Sie sie an den Füßen oder Händen auf. Probieren Sie auch andere Geschmäcke im Wasser aus, z. B. Orange oder Zimt. Wichtig ist, dass Sie stilles Wasser verwenden und das Gefäß aus Glas ist.

Tipp: Lippenpflege und -scrub

Für die Lippenpflege mischen Sie ätherisches **Lavendelöl** mit Kokosöl. Um ein Lippenscrub daraus zu machen, mit dem Sie trockene Hautreste sanft entfernen können, mischen Sie zusätzlich Mohnsamen hinein. Durch das Scrub bekommen Sie samtig weiche Lippen.

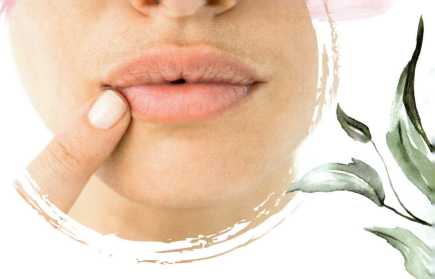

Die Lippen zeigen uns aber nicht nur die Verdauung, sondern auch die Sinnlichkeit oder Bitterkeit eines Menschen. Je lockerer der Mund ist und je weniger vertikale **Falten** auf den Lippen sind, desto sinnlicher ist die Person. Ziehen sich aber vertikale Falten vom Philtrum in die Oberlippe oder vom Kinn in die Unterlippe, hat sie Enttäuschungen und Bitterkeit erlebt. Solche Erlebnisse gehören einfach zum Leben und dürfen auch angenommen werden. Wir werden dadurch aber meist vorsichtiger in unserer Sinnlichkeit. Wenn Sie an sich Bitterkeitsfalten bemerken, machen Sie sich klar, dass Sie Geschehenes nicht rückgängig machen können, aber daran arbeiten, sich selbst zu schützen und gleichzeitig wieder zu öffnen.

Um emotionale Verletzungen zu überwinden, ist die Rose ein Balsam für die Seele. Wenn Sie die Blütenöle von **Ylang Ylang, Rose, Jasmin** und **Geranie** mit **Zitrusölen** kombinieren, bekommt die

Mischung eine leichtere Note. Dadurch laden Sie nach Phasen der Bitterkeit die Leichtigkeit und Lebensfreude wieder zu sich ein.

Das Lippenvibrieren von Seite 97 bringt den Lippen wieder mehr Lebendigkeit und Fülle. Üben Sie das über einen längeren Zeitraum regelmäßig, und beobachten Sie die Veränderungen. Das ist auf jeden Fall einen Versuch wert und günstiger als kosmetische Korrekturen.

Wenn die Oberlippe stark von Längsfalten geprägt ist, kann dies auch auf einen **Östrogenmangel** hinweisen. Mischen Sie dann ätherisches Öl von **Muskatellersalbei** mit etwas Trägeröl in einem Roll-on-Fläschchen, und pflegen Sie den Bereich der Oberlippe mehrmals am Tag damit. Wenn wir einen harmonischen Östrogenhaushalt haben, dann sind wir auch generell sinnlicher, fühlen uns in unserem Körper wohl, sind Haare und Nägel kräftig und strahlend und die Schleimhäute gut befeuchtet.

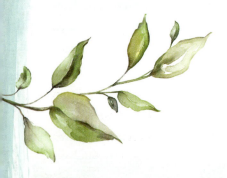

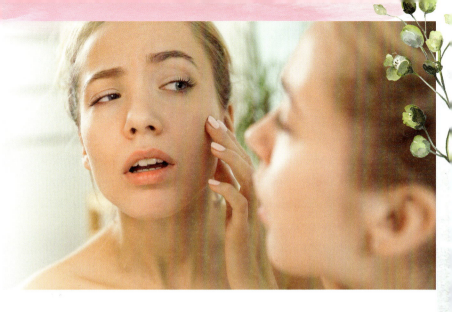

Gesichtshaut

Ein leidiges Thema, nicht nur im Teenageralter, sondern auch für Erwachsene, für das es viele Hausmittel und Cremes gibt, sind Hautunreinheiten. Der eine leidet unter einem dicken Pickel, der andere unter unzähligen kleinen. Wichtig ist die Unterscheidung zwischen einem Pickel, einem tief liegenden Pickel und Akne. Akne ist ein anderes Krankheitsbild, das in die Hände eines guten Hautarztes gehört. Leider wird das Wort »Akne« umgangssprachlich häufig für Pickel benutzt. Pickel bzw. Hautunreinheiten müssen eigentlich einzeln betrachtet werden, denn der Bereich, wo sie häufiger auftreten, gibt Aufschluss über die dahinter liegenden Themen und deren Bearbeitung.

Die meisten Hautunreinheiten treten in der **Pubertät** auf, weil es zur Weiterentwicklung der Geschlechtsorgane kommt und der Körper eine Flut von Hormonen produziert. Der Körper muss sich auf das neue Geschehen einstellen. In dieser Zeit des Wachstums und der Veränderungen braucht der Körper sehr viele Nährstoffe – nicht nur Kalorien, sondern auch Vitamine, Mineralien und Aminosäuren. Diesen Bedarf kann man kaum decken, und daher tritt eine Mangelversorgung ein, die zu Pickeln führt.

In der Antlitzdiagnose geht man davon aus, dass der Körper bei Pickeln zu wenig Natrium zu Verfügung hat. Dieses Mineral hat viele Aufgaben im Körper, unter anderem für Nerven und Muskeln, aber auch im Nierenstoffwechsel. In der Naturheilkunde wird jedem Elektrolyt eine Emotion zugeordnet. Die von Natrium ist die Empfindlichkeit. Somit ist man bei einem Natriummangel überempfindlich bis hin zur Hoffnungslosigkeit. Diese Emotionen können ein Grund für wiederkehrende Unreinheiten der Haut sein.

Treten bei Ihnen vermehrt Pickel auf, sollten Sie sich um Ihren Natriumhaushalt kümmern und Natrium oder eine Elektrolytkombination einnehmen. Konzentrieren sich die Hautunreinheiten auf die Stirn, den Rücken oder die Schultern, weist das auf eine **Darmproblematik** hin. Der gesamte Darm hat dann eine eingeschränkte Vitalität und keine ausgewogene Bakterienlandschaft. Sie sollten also etwas für Ihre Darmflora tun.

Um die Darmflora zu unterstützen, sind die ätherischen Öle von **Oregano, Thymian** und **Nelke** hilfreich. Sie können sie auch innerlich in einer Leerkapsel zusammen mit Olivenöl einnehmen, dann wirken sie erst ab dem Dünndarm. Das uns freundlich gesonnene mikrobielle Milieu wird von den ätherischen Ölen nicht gestört, sie putzen nur die Störenfriede hinaus.

Da der Darm nachts Verdauungspause hat, ist dies eine gute Zeit, um probiotische Mittel einzunehmen. Dadurch wird die Darmflora gestärkt.

Bei Frauen kündigen sich Hautunreinheiten häufig in den einzelnen Phasen ihres Zyklus an. Manche Frauen bekommen Pickel mit der Periode, andere während des Eisprunges. In beiden Fällen zeigt der Körper, dass Nährstoffe fehlen und Elektrolyte ergänzt werden sollten. Eine Pflege des Darmes und der Leber ist auch sinnvoll, denn die Leber transportiert Hormone. **Periodenpickel** sind am schwierigsten zu behandeln, weil so viele Faktoren hineinspielen. Daher unterstützen Sie Ihren Organismus am besten mit einer Mischung aus verschiedenen Pflanzen, die die Bereiche ansprechen, bei denen bei Ihnen eine Schwäche vorliegt.

Generell wirkt Lavendel hautpflegend und kann gut zur Unterstützung bei Hautunreinheiten angewendet werden. Geben Sie 2 Tropfen ätherisches **Lavendelöl** in eine Schüssel mit heißem Wasser. Tauchen Sie ein Gästehandtuch hinein, und wringen Sie es gut aus.

Legen Sie sich diese Kompresse für 3–5 Minuten auf das Gesicht bzw. so lange, wie Ihnen die Temperatur angenehm ist. Die Wärme und der Lavendelduft werden von den meisten Menschen als sehr angenehm empfunden. Anschließend können Sie sich mit dem Lavendelhandtuch die Gesichtshaut noch manuell reinigen. Tragen Sie im Anschluss Lavendel-Hydrolat oder Lavendelöl in Wasser als Spray auf die Haut auf.

In der Traditionellen Chinesischen Medizin spricht man bei Hautunreinheiten, Pickeln und Akne davon, dass sich zu große Wut aufgestaut hat. In der Pubertät ist das leicht nachvollziehbar, denn der Körper macht, was er will, jede Situation ist neu, man entwickelt neue Gefühle und Bedürfnisse und fühlt sich von seinen Hormonen fremdbestimmt. Dieser Kontrollverlust kann manchmal wütend machen. Hinzu kommt, dass man einen Überschuss an Energie hat, diesen in Elternhaus, Schule und Gesellschaft aber ständig unterdrücken muss. Ein Pubertierender muss nun das Vertrauen aufbringen, gegen seine hormonelle Sturm- und Drangphase anzugehen und sich entgegen dem Sog, alles selbst zu entscheiden, von seinen Eltern, der Schule, der Gesellschaft und dem Gesetz leiten lassen. Doch oft zielt der Rat der Älteren auf Sicherheit, ein Teenager möchte aber neue Erfahrungen machen und sich ausprobieren. All dies kann zu Wut, Groll oder Irritation führen und damit zu einer Dysbalance im Körper.

Alles, was hilft, die Wut in der Leber zu lösen, kann hier unterstützen. Die ätherischen Öle für die Leber finden Sie auf Seite 73. Für Jugendliche empfehlen wir jedoch, nicht mit puren ätherischen Ölen zu arbeiten, sondern diese in einem Roll-on mit Trägeröl zu verwenden, damit es nicht so intensiv riecht.

Wer das Bedürfnis hat, Pickel zu überdecken, steht vor einer neuen Herausforderung. Denn in Make-up und Puder sind oft Inhaltsstoffe versteckt, die wir auf unseren Tellern bewusst vermeiden, z. B. Silikone und Parabene, die das Hormonsystem belasten, weil sie wie ein Xeno-Östrogen wirken. Es gibt jedoch mineralische Puder, die ohne diese Stoffe auskommen. Eine Anwendung damit ist wie eine mineralische Maske und pflegt sogar die Haut. Meine, Karins, Tochter ist gerade in der Pubertät und leidet unter hormonellen Pickeln. Für ihr Selbstbewusstsein ist es eine Hilfestellung, mineralische Puder zu verwenden, um sich in ihrer Haut wohlzufühlen. Oft verschwinden die Pickel sogar durch die Anwendung. Bei herkömmlichem Make-up habe ich das noch nie erlebt.

Es kommt auch zu Pickeln, wenn Eltern übergriffig sind und ihre Kinder auch im Erwachsenenalter keine Entscheidungen selbst treffen lassen. Dieses Verhalten entsteht aus Fürsorge, aber manchmal haben Eltern auch Angst davor, dass ihre Kinder Wege gehen, die sie sich selbst nicht vorstellen können oder für zu riskant halten. Dann werden die Entscheidungen des Nachwuchses manipuliert. Durch die Unselbstständigkeit stauen sich Emotionen an, und diese können zu Hautunreinheiten führen.

Hier hilft eine Mischung von verschiedenen Pflanzen, die das emotionale Loslassen unterstützen. Blumige und holzige Aromen mit Zitrusfrüchten können eine gute Kombination sein, z. B. **Ylang Ylang, Geranie, Kamille, Rose, Jasmin, Sandelholz, Zitrone** und **Mandarine.**

Vielleicht sind Sie auch ein Visionär, haben neue Ideen, auf die sonst niemand kommt. Doch wenn Sie versuchen, Ihre Vorstellungen anderen zu vermitteln, sind diese noch nicht so weit, und Sie können immer nur die halbe Wahrheit mitteilen. Es gibt ein Sender-und-Empfänger-Problem. Diese Kommunikationsschwierigkeiten lassen den Körper in seiner Energie in Dysbalance kommen, und das führt wiederum zu Pickeln.

Das ätherische Öl der Visionäre ist das **Zedernholzöl.** Wenn Sie gut geerdet und nach oben ausgerichtet sind und Ihr Gehirn von Sauerstoff durchflutet wird, sind die Voraussetzungen dafür gut, sich so ausdrücken zu können, dass andere Sie auch verstehen. Zusätzlich könnten Sie bei einer Präsentation ätherisches **Zitronenöl** austeilen, da es die Konzentration der Zuhörer verbessert.

Unser Gesicht setzen wir immer auch der Umwelt aus und nehmen über die Haut Schwermetalle und andere Luftverschmutzungen auf. In vielen Millionenstädten wie Peking gehen die Menschen nur noch mit Mundschutz auf die Straße, weil so viel Smog in der Luft ist.

Für ein gesundes Hautbild ist es gut, ab und zu eine Tiefenreinigung vorzunehmen. Ein Dampfbad mit **Zitronenöl** hilft, die Poren zu öffnen und Toxine herauszuziehen. Geben Sie kochend heißes Wasser in eine Schüssel, und mischen Sie 1 Tropfen ätherisches Zitronenöl hinein. Beugen Sie Ihr Gesicht darüber, und decken Sie Ihren Kopf mit einem Handtuch ab. Das Wasser sollte heiß sein, aber natürlich sollen Sie sich auch nicht am Dampf verbrennen. Bleiben Sie ca. 5 Minuten über dem Wasserdampf bzw. so lange, wie es sich angenehm anfühlt.

Anschließend ist eine Honigmaske ideal, weil Honig die Gifte in der Tiefe mobilisiert und bindet. Mischen Sie 1 EL guten Imkerhonig[12] mit hautpflegenden ätherischen Ölen, z. B. je 1 Tropfen **Weihrauch,**

---
12 Auch Honig wird teilweise mit minderwertigen Stoffen gestreckt. Manche Hersteller nehmen billigend in Kauf, dass die Bienen sterben, oder nehmen ihnen zu viel Honig weg. Achten Sie daher auf eine hohe Qualität.

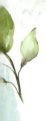

Zedernholz, **Myrrhe** und **Zypresse** (unterstützt zusätzlich die Durchblutung und das Lymphsystem). Falls der Honig zu fest ist, geben Sie ein bisschen warmes Wasser dazu. Vermischen Sie alles, und verteilen Sie den Honig im Gesicht.

Legen Sie die Finger und die Handflächen auf das Gesicht, und ziehen Sie sie rhythmisch weg und legen sie wieder auf. Die Haut klebt ein wenig an den Händen und wird gezupft, was die Durchblutung anregt. Wenn der Honig schaumig aussieht, ist er mit Stoffen, die er aus der Haut aufgenommen hat, gesättigt und kann mit warmem Wasser abgewaschen werden.

Anfangs ist es vielleicht eine Überwindung, sich Honig ins Gesicht zu streichen, doch das Hautgefühl ist es wert. Ihr Gesicht wird sich babyzart und weich anfühlen.

Wenn Sie das Gesicht noch einölen möchten, verwenden Sie Arganöl mit ätherischem **Sandelholzöl**.

Auf der einen Seite brauchen wir das **Sonnenlicht** für unsere Hormonproduktion, auf der anderen Seite kann zu viel davon die Haut schädigen und vorschnell altern lassen. Ich, Karin, bin ein Kind der 70er-Jahre, und damals machten sich die Menschen noch nicht viele Gedanken über Sonnenschutz. Im Urlaub hatte ich meist massive Sonnenbrände. Ich erinnere mich noch, dass ich die vertrocknete Haut wie Pergament vom Gesicht ziehen konnte. Damals fand ich das lustig, rückblickend frage ich mich schon, welche Langzeitschäden dadurch entstanden sind.

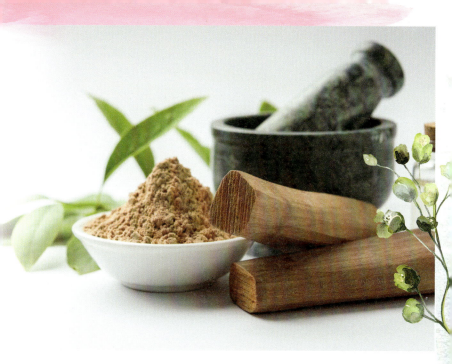

In einem Vortrag, den ich besuchte, berichtete der Referent, dass er seit vielen Jahren mit einer speziellen Lichtuntersuchung das Risikopotenzial seiner Haut überprüft. 5 Jahre lang verwendete er täglich eine Creme mit ätherischem Sandelholzöl, und bei der letzten Untersuchung hatten sich zu seinem Erstaunen ehemals vorhandene Risikobereiche aufgelöst – seine Haut hatte sich verjüngt. Im Sandelholz ist ein Wirkbestandteil enthalten, der schädigende Prozesse stoppen kann. Seitdem ist Sandelholzcreme meine Nachtpflege.

> **Tipp: Natürlicher Sonnenschutz**
>
> Der beste Sonnenschutz ist ein Sonnenhut. Daneben ist eine natürliche Sonnencreme ohne giftige Inhaltsstoffe sinnvoll. Konventionelle Produkte sind meist umso giftiger, je höher der Sonnenschutz ist. Es gibt mittlerweile aber giftfreie Alternativen bis Lichtschutzfaktor 50.
> Als Aftersun ist **Lavendelöl** in Aloe-vera-Gel hervorragend. Sie können eine kleine Menge Aloe vera mit 1 Tropfen Lavendelöl vermischen und sanft auf die Haut auftragen.

Nonnenbäckchen

Rote Wangen direkt unter den Augen bezeichnet man als Nonnenbäckchen bzw. Rubeosis diabeticorum. Sie sehen aus, als ob man Rouge kreisförmig aufgetragen hätte. Dieses Zeichen weist darauf hin, dass man den Zucker, den man isst, nicht gut verträgt. Zucker ist in vielen Lebensmitteln und Getränken enthalten, vor allem Einfachzucker aus Zuckerrohr und Zuckerrübe. Wenn wir diesen in großen Mengen konsumieren, kann es zu **Diabetes Typ 2** kommen, der als »Altersdiabetes« bekannt ist – heute aber leider nichts mehr mit dem Alter zu tun hat. Er kommt zustande, wenn wir den Bauchspeicheldrüsenstoffwechsel ständig überfordern. Zucker wird im Magen-Darm-Trakt verstoffwechselt und ins Blut abgegeben, wie andere Nährstoffe auch. Um einen gleichmäßigen

Einbau von Zucker in die Zellen zu gewährleisten, misst die Bauchspeicheldrüse ständig den Blutzucker und produziert Insulin, das den Zucker in die Zellen transportiert. Ist zu wenig Zucker vorhanden, fällt der Blutzucker ab, und das Hormon Glucagon wird freigesetzt, um Zucker aus den Zellen zu lösen. Wenn Sie nun über einen langen Zeitraum vermehrt Süßes zu sich nehmen, werden die Zellen unempfindlicher für Insulin, sodass es immer weniger in der Lage ist, den Zucker aus dem Blut zu transportieren. Dies ist ein schleichender Prozess. Als Erstes versucht die Bauchspeicheldrüse, vermehrt Insulin zu produzieren, damit die Zellen wieder dazu aktiviert werden, den Zucker einzubauen. Daher kann ein Insulinanstieg im Blut ein Vorbote von Diabetes Typ 2 sein. Nach einer langen Phase ständig vermehrter Produktion von Insulin wird die Bauchspeicheldrüse müde und produziert kaum noch Insulin. Der Blutzucker sinkt nicht mehr ab, und es kommt zu Gefäß- und Organschäden. Daraus resultieren dann die Nonnenbäckchen. Der Prozess ist aber aufhaltbar, wenn Sie die Gefahr erkennen und sich um Ihre Bauchspeicheldrüse kümmern.

Die Bauchspeicheldrüse ist ein sensibles Organ und verzeiht nicht so leicht. Schließlich macht sie einiges mit und muss immer darauf reagieren, was wir zu uns nehmen. Wenn wir zu viel Zucker konsumieren, gönnen wir ihr kaum Verschnaufpausen. Daher ist es wichtig, dass Sie lernen, sich auch einmal anders zu belohnen oder zu pushen als mit Zucker. Es ist eine Frage der Achtsamkeit unseren Organen und uns selbst gegenüber, der Bauchspeicheldrüse die Möglichkeit zu geben, sich zu erholen.

Die Bauchspeicheldrüse können Sie mit **Zimt** und **Ocotea** unterstützen. Geben Sie 1 Tropfen ätherisches Zimtöl auf 1 Liter stilles Wasser. Das ist gerade in der kalten Jahreszeit ein leicht süßliches Getränk, das von innen wärmt. Zimtöl lässt sich auch gut in der Küche verwenden und regt die Verdauungssäfte an. Es passt nicht nur in süße, sondern auch in herzhafte Gerichte, z. B. eine Kürbissuppe oder Goldene Milch zusammen mit Kardamomöl. Da der Geschmack sehr intensiv ist, tunken Sie einen hölzernen Zahnstocher in das Öl, und ziehen Sie es damit unter die Suppe.

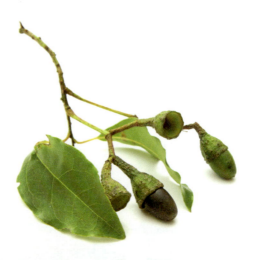

Wird Zimtöl pur auf empfindliche Hautstellen oder Schleimhäute aufgetragen, kann es brennen und zu roten Flecken führen. Verwenden Sie es am Körper daher nur in neutralem Trägeröl. Auf den Fußsohlen hat es noch einen angenehmen Nebeneffekt: Die Füße werden wohlig angewärmt. Es gibt auch Einlegesohlen für die Schuhe aus Zimt. Wenn Sie diese tragen, wirkt sich das günstig auf die Blutzuckerwerte aus.

Ocotea wird auch der »falsche Zimt« genannt und wirkt ähnlich auf die Funktionen der Bauchspeicheldrüse.

Ein weiteres unterstützendes Öl für die Bauchspeicheldrüse ist **Dill.** Geben Sie 5 Tropfen ätherisches Dillöl in 200 ml Olivenöl, und runden Sie damit Salate, Soßen oder Dips ab. Das verleiht dem Essen eine feine Kräuternote, gerade im Winter, wenn es keine frischen Kräuter mehr gibt.

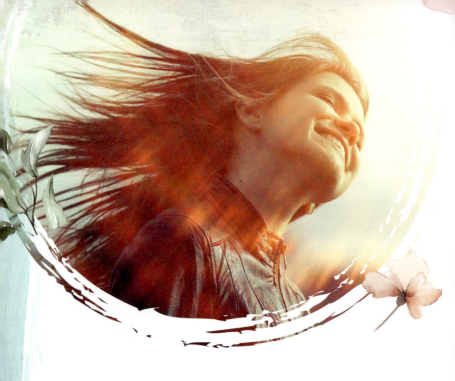

Haare

Auch die Haare sind ein Spiegel unserer Seele. Sie können so unterschiedlich wie wir sein, dünn und fein, kräftig und üppig, strahlend und schwungvoll oder fahl und spröde. Wenn es uns gut geht, dann sieht das Haar normalerweise auch strahlend aus. Wenn wir geschwächt sind, wirkt es hingegen eher matt.

Die Haare sind elektrische Leiter, man könnte sie als unsere Antennen beschreiben. Ich, Karin, merke immer deutlich, dass ich über die

Haare Energien aufnehme und mich unwohl fühle, wenn ich nicht täglich meine Haare wasche. In der Vergangenheit haben die wenigsten darauf geachtet, was in Haarpflegeprodukten enthalten ist. Doch in jüngster Zeit wird immer mehr Menschen bewusst, dass in konventionellen Produkten gesundheitsschädliche Stoffe sein können. Es lohnt sich, die Etiketten zu lesen oder eine App zu nutzen, die anhand des Barcodes die Zutatenliste abruft.[13]

Manche Menschen werden schon recht früh grau, was für die Chinesen von großer Weisheit zeugt. Trotzdem gibt es kein Volk, das sich häufiger die Haare färbt. Die Weisheit hat ihren Preis, denn wenn jemand früh **graue Haare** bekommt, zeigt das, dass er einen starken Mineralienmangel hat. Dieser entsteht, weil der Mensch schon früh das Kindlich-Leichtsinnige verloren hat und die Wahrheiten hinter den Lügen sieht. Seien Sie vorsichtig bei früh Ergrauten, denn sie sind Menschen, die Sie mühelos durchschauen können.
Gegen entfärbte Haare ist zwar kein Kraut gewachsen, aber Betroffene sollten noch mehr Wert auf ihren Nährstoffhaushalt, besonders auf Magnesium, legen als andere.

Es kann auch zu frühzeitigem Ergrauen kommen, wenn Sie viel Stress im Leben haben. Stress macht sauer, und der Körper versucht, die Säuren mit Mineralien zu binden. Wenn nicht ausreichend

---
13 Z.B. »CodeCheck« oder »ToxFox«.

Mineralien über die Ernährung aufgenommen werden, greift der Körper auf die eigenen Depots zurück, die u. a. im Haarboden liegen. Bei schlimmen Schicksalsschlägen kann es durch den Schock zu einem plötzlichen Ergrauen über Nacht kommen. Dies habe ich, Karin, bei meiner Mutter erlebt. Mein Vater hatte eine Notoperation, aus der er nicht mehr aufgewacht ist. Meine Mutter hatte damals innerhalb weniger Tage schlohweiße Haare.

Graue Haare sind manchmal von der Struktur anders und widerspenstiger und benötigen eine andere Pflege. Bei Frauen liegt das daran, dass das Östrogen in den Wechseljahren weniger wird. Dann fehlen die Lipide und damit die Feuchtigkeit im Haar. Doch Sie können das natürlich kompensieren, indem Sie das ätherische Öl des **Muskatellersalbeis** in ein natürliches Shampoo geben. Es ist ein Phytoöstrogen, das der Haarboden bei der Haarwäsche aufnimmt.
Eine Spülung mit Apfelessig kann helfen, wieder Glanz ins Haar zu bekommen, wenn es stumpf geworden ist. Fügen Sie 1 EL Apfelessig 1–3 Tropfen Muskatellersalbei hinzu.
Mischen Sie in 15 ml destilliertes Wasser je 3 Tropfen **Ylang Ylang, Zypresse, Muskatellersalbei, Lavendel** und **Geranie,** und füllen Sie die Mischung in eine Sprühflasche. Sprühen Sie diese Mischung nach der Haarwäsche ins noch feuchte Haar. Schütteln Sie zuvor die Flasche, damit sich die ätherischen Öle im Wasser verteilen und nicht obenauf schwimmen.

Wenn die Haare wieder einmal nicht liegen, dann kann es sein, dass das Nervensystem zu aufgedreht ist. Sie stehen buchstäblich unter Strom. Dann sollten Sie als Erstes die Energie ableiten. Gehen Sie barfuß über eine Wiese, um sich zu erden. Ist dies nicht möglich, geben Sie **Baumöle** auf die Füße. Sie wirken entspannend und helfen, vom hohen Stresslevel herunterzukommen.

Es gibt Momente, da möchten Sie auf keinen Fall eine **unbändige Mähne** haben. Natürlich wäre Meditation angebracht, um herunterzukommen. Aber kurzfristig hilft auch eine Haarkur.
Geben Sie 1 EL Kokosöl in eine Porzellanschüssel, und verrühren Sie je 2 Tropfen entspannende ätherische Öle wie **Lavendel, Zedernholz** oder **Weihrauch** darin. Wärmen Sie das Kokosöl in der Hand etwas an, und arbeiten Sie es ins Haar ein. Diese Kur können Sie über Nacht im Haar lassen. Damit das Öl nicht in die Bettwäsche zieht, binden Sie sich einen Handtuchturban um den Kopf. Zum Auswaschen des Kokosöls müssen Sie Ihr Haar erst einmal trocken shampoonieren, damit das Öl gebunden wird. Es gibt ayurvedische Haarpuder, die genau dafür gedacht sind, Öle aus den Haaren zu ziehen. Nach einer Kokosöl-Haarkur müssen Sie Ihre Haare mindestens 2-mal mit einem Shampoo waschen.

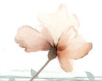

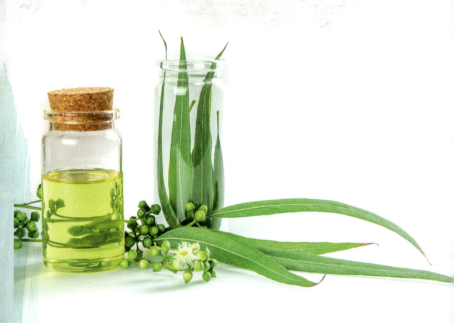

Nasenflügel

Die Nasenflügel stehen für den bronchialen Bereich. Wie gut Sie sich Luft machen können, zeigt deren Größe. Wenn Sie zu roten oder rötlichen Nasenflügeln neigen, ist Ihr **Bronchialbereich** betroffen und braucht Zeit, sich zu erholen. Durch den täglichen Stress vergessen wir oft, einfach richtig tief zu atmen.

Zur Verbesserung der Atmung ist ätherisches **Pfefferminzöl** gut geeignet. Wem die Pfefferminze zu scharf und zu intensiv ist, kann sich gut mit dem Duft von **Eukalyptus** unterstützen. Es gibt verschiedene Eukalyptuspflanzen, wovon die geläufigste der gewöhnliche Eukalyptus (Eucalyptus globulus) ist. Als ätherische Öle finden Sie noch Eucalyptus radiata, citriodora und blauen Eukalyptus. Sie alle unterstützen die gesunden Funktionen der Atemwege. Allerdings ist Eukalyptus so ein starker Schleimlöser, dass er für Babys und Kleinkinder ungeeignet ist.

Tipp: Yogi-Atmung

Verreiben Sie 1 Tropfen Eukalyptusöl unter den Nasenlöchern. Drücken Sie dann mit Daumen bzw. Mittelfinger ein Nasenloch zu, und atmen Sie durch das freie Nasenloch ein. Halten Sie den Atem kurz an, und atmen Sie durch das andere Nasenloch aus. Atmen Sie nun durch das Nasenloch ein, durch das Sie zuletzt ausgeatmet haben. So wechseln Sie immer von einer zur anderen Seite.

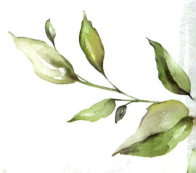

Ein neuer Blick

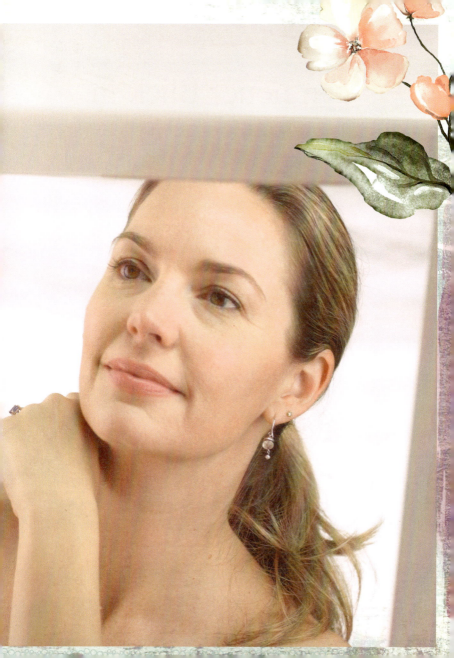

Ein neuer Blick in den Spiegel

———

Nachdem Sie dieses Buch gelesen haben, werden Sie Ihr Spiegelbild bestimmt mit anderen Augen betrachten. Schauen Sie sich bewusst an. Wie nehmen Sie sich wahr? Wie geht es Ihnen heute? Was erregt Ihre Aufmerksamkeit?

Sie haben nun erfahren, wie Ihr Gesicht sprechen kann, und Möglichkeiten kennengelernt, die ganzheitliche Vitalität zu fördern. Wir wünschen Ihnen, dass Sie sich im oft hektischen Alltag ein Gesicht bewahren, das Freude, Harmonie und Gesundheit ausstrahlt! Wir freuen uns, wenn Sie in Einklang mit sich und Ihrem Gesicht kommen. Es geht auch darum, die eigene, individuelle Schönheit zu sehen und wertzuschätzen. Lenken Sie Ihren Blick auf die Bereiche, die Sie an sich mögen. Sie werden mehr Freude und Harmonie empfinden, wenn der Fokus auf dem Guten liegt – dann ist es auch egal, ob ein Fältchen mehr dazugekommen ist.

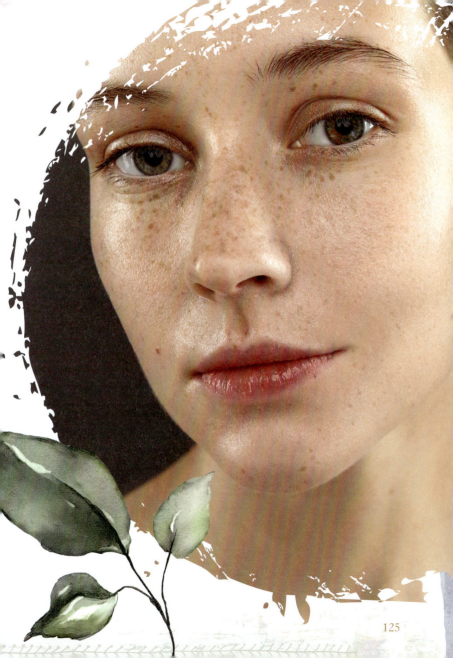

Danksagung

Wibke-Martina Schultz

Ich bin unsagbar dankbar für den Weg, den ich bis hierhin gegangen bin und noch gehen werde. Dass Sie dieses Buch in Händen halten, ist das Verdienst meiner Eltern, Anne-Karine und Hans-Albert Schultz, die mich immer wieder ermutigt haben, etwas Neues auszuprobieren, und mir unter die Arme griffen, wenn ich nicht mehr weiterwusste. Dank ihnen bin ich aus meinem ursprünglichen Weg der Pharmazie ausgebrochen und habe den der Heilpraktikerin eingeschlagen. Beide sind unendlich interessiert an dem, was ich lerne, lehre und tue, was mir immer wieder Mut macht, außerhalb der Konventionen zu wandeln. Ich erinnere mich an viele tiefe Gespräche mit meinen Eltern darüber, ob ich wirklich eine weitere Ausbildung zu meinem schon sehr großen Repertoire wagen sollte – als ob sie gewusst haben, dass sich mit dieser Entscheidung Puzzleteile neu zusammensetzen. Für das Leben, das meine Eltern mir ermöglicht und vorgelebt haben, durch das Reisen, das Lernen einer Fremdsprache und das Annehmen von Herausforderungen, bin ich dankbar. Auch meiner Zwillingsschwester Anne-Mareike möchte ich Danke dafür sagen, dass sie mich bedingungslos unterstützt, Verständnis für mich hat, mich zum Lachen bringt und mir darüber hinaus die Zeit, den Raum und den Platz schenkt, meinen Traum zu verwirklichen. Du bist die Heldin an meiner Seite! Meine Liebe für euch drei ist unermesslich.

Nicht vergessen möchte ich meinen Ehemann Sebastian, der mir so viel Freiraum gibt, mich weiterzuentwickeln, und der mir immer auf Augenhöhe begegnet. Die Liebe zwischen uns ist unendlich groß, und dafür bin ich dankbar. Meine Familie steht in Krankheit und Gesundheit hinter mir und spendet mir Kraft.

In den letzten Jahren haben mich viele Kollegen auf der ganzen Welt berührt und mir aufgezeigt, dass Gesichtlesen in jedem Land die gleiche Sprache spricht, nämlich die Sprache der Liebe. Ich bin einfach dankbar für all die Verbindungen, die ich knüpfen und spüren darf.

Ein großes Dankeschön geht an meine Co-Autorin Karin, denn ohne sie hätten wir dieses Buch nie geschrieben. Schön, dass sich unsere Wege gekreuzt haben und wir gemeinsam diesen Weg gehen.

Ich danke meinen Verlegern, der lieben Heidi und dem lieben Markus Schirner, dafür, dass sie mit uns dieses Thema in die Welt bringen und uns so ihr Vertrauen schenken. Ich weiß das wirklich zu schätzen.

Wibke-Martina Schultz

Karin Opitz-Kreher

Dieses Projekt ist seit 3 Jahren in mir gereift. Ich wusste, dass ich es nicht allein schreiben kann, und sehe es als göttliche Fügung, dass du, liebe Wibke-Martina, und ich die Möglichkeit des intensiven Austausches in Hamburg hatten. Ich danke dir für die angenehme, kompetente und auch humorvolle Zusammenarbeit. Obwohl ich die Buchidee so lange in mir trug, war die Umsetzung nicht so einfach, wie ich es mir vorgestellt hatte.

Da ich aus persönlichen Gründen die letzten 10 Jahre enorme Stressbelastungen hatte (demente Mutter, Kinder, Familie, Selbstständigkeit und Bücher schreiben), habe ich mich doch verausgabt, und 2019 hat sich das dann deutlich gezeigt. Ich konnte nicht wie bei den 8 vorhergehenden Büchern wie gewohnt abliefern und bin erst einmal in ein Schreibloch gefallen. Ich danke Heidi und Markus Schirner für ihr Verständnis und dafür, dass sie mir den Druck genommen und mich unterstützt haben, meine Prioritäten zu setzen, um wieder zu Kräften zu kommen.

Ich danke meiner Familie, vor allem meinem Mann, der mir den Rücken freihält, damit ich in den Schreibtunnel gehen kann. Und ich danke auch meinen Kindern, die seit 2014 äußerstes Verständnis dafür haben, dass ich an Schreibtagen eben nicht als Mama zur Verfügung stehe, wie sie es gewohnt sind, und dass ihre Mithilfe im Haushalt erforderlich ist.

Ich danke auch Ihnen als Leser meiner Bücher. Die Rückmeldungen spornen mich immer wieder aufs Neue an, mich auf spannende Themen einzulassen und selbst immer wieder auf neue Entdeckungsreisen im Universum der ätherischen Öle zu gehen.

Ich danke meinen Mentoren Dr. Olivier Wenker und Dr. Ralf Abels, durch die ich viel lernen durfte und körperliche Zusammenhänge begreifen konnte.

Karin Opitz-Kreher

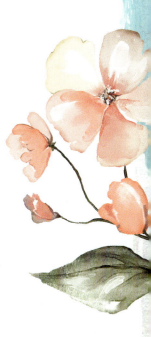

Anhang

Über die Autorinnen

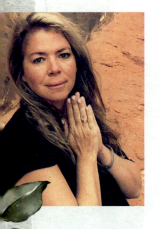

Wibke-Martina Schultz beschäftigte sich bereits im Kindesalter mit Lichtwesen, Mythen, Reisen und Legenden. Seit früher Kindheit bereiste sie die Welt und lebte einige Zeit in den USA und in England. Ihr Interesse galt Fauna und Flora und, zusammen mit ihrer Zwillingsschwester Anne-Mareike Schultz, dem schamanischem Wissen und den unsichtbaren Welten. Nach Beendigung des ersten Staatsexamens der Pharmazie entdeckte sie die Naturheilkunde für sich, absolvierte eine Ausbildung zur Heilpraktikerin und eröffnete gemeinsam mit ihrer Zwillingsschwester eine Gemeinschaftspraxis in Schleswig-Holstein. Ihre Schwerpunkte sind die TCM, Bioresonanz, Kinesiologie, Gesichtlesen und Coaching. Zudem ist sie erfolgreiche Seminarleiterin und unterrichtet seit ihrem 28. Lebensjahr an Heilpraktikerschulen.

Sie liebt es, Menschen auf deren Weg zu begleiten und zu unterstützen, ihr Ziel mühelos und glückwärts zu erreichen. Zudem leitet sie

Seminarreisen zu verschiedenen Kraftorten unseres schönen Planeten, unter anderem in Südengland und Hawaii.

Weitere Informationen zur Autorin finden sie auf ihrer Website sowie auf Facebook und Instagram.

www.naturheipraxis-schultz.de
Facebook.com/NaturheilpraxisSchultz
Instagram.com/wibkemartina

Karin Opitz-Kreher ist ausgebildet in Aura Soma, Aura Soma Bodywork und Fußreflexzonenharmonisierung sowie selbstständig tätig in eigener Wellnesspraxis zur Stressreduktion und Harmonisierung. Seit 2013 nutzt sie auch das traditionelle Wissen um die ätherischen Öle und gibt Workshops dazu.

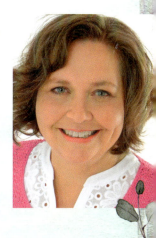

Weitere Informationen zur Autorin finden sie auf ihrer Website sowie auf Facebook.

www.lebeenergetisch.de
Facebook.com/Karin.OpitzKreher

Literaturhinweise

Kurt Schaubelt & Jean Pütz (Hrsg.): Neue Aromatherapie – Gesundheit und Wohlbefinden durch ätherische Öle. VGS, Köln 1995

Life Science Publishing (Hrsg.): Ätherische Öle – Nachschlagewerk. Life Science Publishing, Lehi/Utah 2014

»Naturgemäß leben im neuen Zeitalter« Nr. 87, September 2018. Wassermann Arbeitsgemeinschaft, Karlsruhe 2018

www.forum-schilddruese.de

www.draxe.com/health/face-mapping/

Seminar RP Sanitus Humanus zu Stoffwechselblockaden und Phasen der Entgiftung

Reflexzonentafeln

Ohrreflexzonen

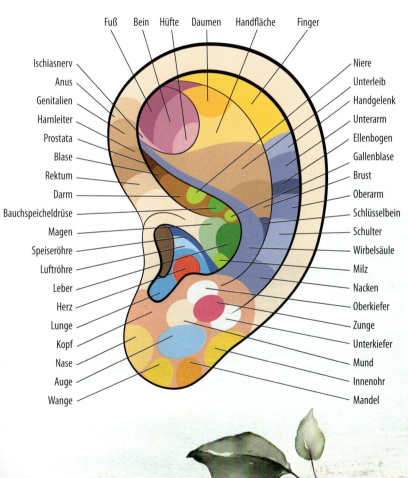

Handreflexzonen

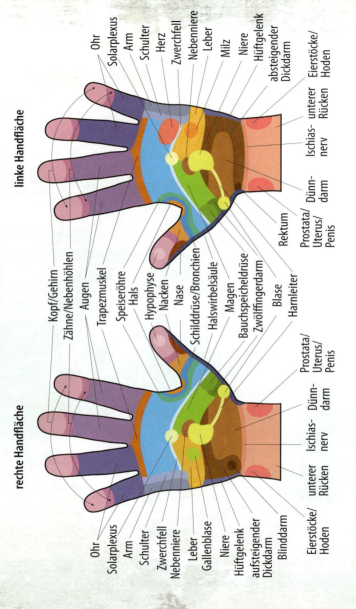

Fußreflexzonen

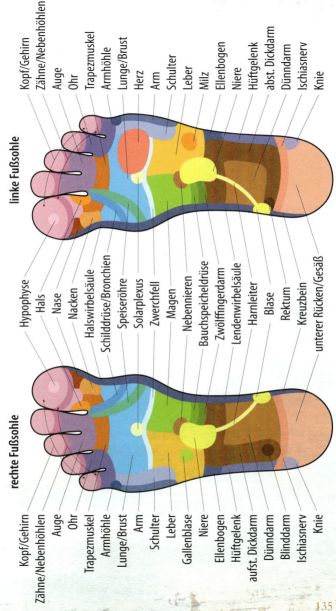

linke Fußsohle

- Kopf/Gehirn
- Zähne/Nebenhöhlen
- Auge
- Ohr
- Trapezmuskel
- Armhöhle
- Lunge/Brust
- Herz
- Arm
- Schulter
- Leber
- Milz
- Ellenbogen
- Niere
- Hüftgelenk
- abst. Dickdarm
- Dünndarm
- Ischiasnerv
- Knie

- Hypophyse
- Hals
- Nase
- Nacken
- Halswirbelsäule
- Schilddrüse/Bronchien
- Speiseröhre
- Solarplexus
- Zwerchfell
- Magen
- Nebennieren
- Bauchspeicheldrüse
- Zwölffingerdarm
- Lendenwirbelsäule
- Harnleiter
- Blase
- Rektum
- Kreuzbein
- unterer Rücken/Gesäß

rechte Fußsohle

- Kopf/Gehirn
- Zähne/Nebenhöhlen
- Auge
- Ohr
- Trapezmuskel
- Armhöhle
- Lunge/Brust
- Arm
- Schulter
- Leber
- Gallenblase
- Niere
- Ellenbogen
- Hüftgelenk
- aufst. Dickdarm
- Dünndarm
- Blinddarm
- Ischiasnerv
- Knie

Bildnachweis

Fotos von der Bilddatenbank www.shutterstock.com:

Layoutelemente: Hintergrund: #212713636 (© Ensuper), Blumen und Blätter: #1032867736 (© lisima), Rankenornamente: #253824940 (© Neti.OneLove), Farbflecke: #295597394 (© Kite-Kit), Fotokreis: #188233268 (© chocoma87)

S. 2: #610393580 (© Angara_sib), S. 6/7: #51766018 (© Gaak), S. 15: #503108437 (© Anna Ok), S. 21: #1296440707 (© Anna Ok), S. 22/23: #348584168 (© Irina Bg), S. 27: #172673210 (© ESB Professional), S. 28/29: #1312735244 (© Robert Kneschke), S. 30: #498441718 (© stockfour), S. 32/33: #1272555946 (© Baskul), S. 36: #397255366 (© Vadim Georgiev), S. 41: #305782052 (© AmyLv), S. 42: #98431997 (© Subbotina Anna), S. 45: #746444713 (© Song_about_summer), S. 46/47: #1432543985 (© zhukovvvlad), S. 48 vorn: #84092443 (© Konstantin Chagin), hinten: #787741177 (© Anusorn Nakdee), S. 51: #622381814 (© RossHelen), S. 54: #1149618896 (© Chamille White), S. 57: #1182752101 (© LightField Studios), S. 58: #1249507945 (© Burdun Iliya), S. 60: #1047657463 (© zebratomato), S. 62/63: #1119388598 (© Africa Studio), S. 67: #1418963525 (© puhhha), S. 70: #566717794 (© Kamil Macniak), S. 74: #1146342197 (© TravelGretl), S. 79: #1470786797 (© Studio_May), S. 81: #707657041 (© Madeleine Steinbach), S. 85: #446384455 (© wasanajai), S. 86: #494870485 (© Domenico Placella), S. 89: #182486534 (© lightwavemedia), S. 92: #464304752 (© Simikov), S. 98: #1270209700 (© Esin Deniz), S. 101: #272147633 (© wavebreakmedia), S. 103: #745794052 (© Aleksandra Suzi), S. 109: #464927699 (© Baryla), S. 111: #579909376 (© StockImageFactory.com), S. 114: #311775707 (© Tamara Kulikova), S. 116: #618880355 (© Kichigin), S. 120: #613579442 (© Cozine), S. 122/123: #1039932646 (© Rocketclips, Inc.), S. 125: #1401387068 (© Olena Yakobchuk), S. 133: #206845264 (© Peter Hermes Furian), S. 134: #202592005 (© Peter Hermes Furian), S. 135: #369196007 (© Peter Hermes Furian)